動画でイメージ！

理学療法

Physical Therapy

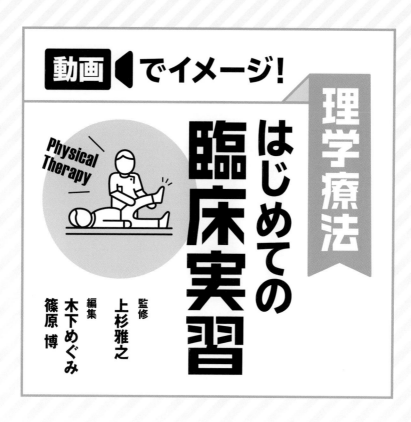

はじめての臨床実習

監修　上杉雅之
編集　木下めぐみ
　　　篠原 博

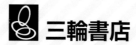

三輪書店

執筆者一覧

監修

上杉　雅之　神戸国際大学リハビリテーション学部理学療法学科

編集

木下めぐみ　神戸国際大学リハビリテーション学部理学療法学科
篠原　　博　青森県立保健大学健康科学部理学療法学科

執筆（掲載順）

酒井　孝文　宝塚医療大学保健医療学部理学療法学科
山本　圭彦　リハビリテーションカレッジ島根理学療法学科
羽場　俊広　青森県立保健大学健康科学部理学療法学科
石井　陽介　広島大学大学院医系科学研究科生体運動・動作解析学
大森　隆生　YMCA米子医療福祉専門学校理学療法士科
西守　　隆　関西医療学園専門学校理学療法学科
秋月　千典　目白大学保健医療学部理学療法学科
上田　泰之　宝塚医療大学保健医療学部理学療法学科
小川　真人　大阪保健医療大学保健医療学部リハビリテーション学科
大野　直紀　りんくう総合医療センター診療支援局リハビリテーション部門
千葉　　直　青森新都市病院リハビリテーション科
秋本　　剛　杉の下整形外科クリニックリハビリテーション科
石原　直道　杉の下整形外科クリニックリハビリテーション科
高井　聡志　介護老人保健施設エルダーヴィラ氷見
辻下　聡馬　神戸国際大学リハビリテーション学部理学療法学科
島田健太郎　さかいペインクリニックリハビリテーション科
今岡　真和　大阪河﨑リハビリテーション大学大学院リハビリテーション学研究科
　　　　　　運動機能科学領域
浪本　正晴　熊本託麻台リハビリテーション病院小児リハビリテーションセンター
笹代　純平　日本スポーツ振興センター　ハイパフォーマンススポーツセンター
　　　　　　国立スポーツ科学センター
新岡　大和　青森県立保健大学健康科学部理学療法学科

（所属先は執筆時）

序　文

　本書は学生が恐らく最も苦手だと感じる「臨床実習」について、動画でわかりやすくイメージができるように書かれたものです。「臨床実習」が学校の授業と大きく違う点は、環境がガラリと変わり、慣れない臨床現場での実践力が問われるところではないでしょうか？ 特に初学者にとっては、はじめての臨床現場がまるで未知の世界のごとく「イメージ」がつかないこともあるでしょう。主に受け手で参加する授業とは異なり、積極的に取り組む姿勢が求められるため「あたふた」してしまうこともあるでしょう。そんな学生の不安などを少しでも取り除いてくれるのが本書だと思います。

　編集の木下先生と篠原先生は普段から「臨床実習」に参加する学生のさまざまな悩みに向き合い、いかにして「臨床実習」をスムーズに遂行できるかを模索しておられました。本書のきっかけとなったのは、臨床実習で学生にありがちな失敗・成功のビデオを作成して学生に見せ、臨床実習前の模擬体験をさせたことでした。これらは口頭で説明してもなかなか理解を得られないことが多いのですが、動画を「見て」各々に「感じる」ことで、スムーズに頭の中に「学び」として入ってくることでしょう。

　内容は大きく2部からなっています。前半は臨床実習に必要なスキルである患者へのオリエンテーションなどを解説しています。後半はさまざまな臨床分野について、具体的な症例を示しながら、見学のポイントや検査測定の選定の仕方などを紹介しています。症例との向き合い方を動画でわかりやすく解説した点が本書の斬新なところではないでしょうか。きっと「臨床実習」をより有意義にし、理学療法士になるための一歩を促してくれるに違いありません。

　本書は臨床実習を念頭に置いた症例の考え方が丁寧に記載されているため、理学療法の代表疾患、検査測定、理学療法評価のレベルで「理学療法の基礎」を学ぶ初学者に適しています。それゆえ「理学療法概論」、「理学療法評価学」等の教科書としてもその役割を果たしうると考えます。きっと、学生が本書を手に取りページをめくった時の反応に手ごたえを感じるのではないでしょうか。

　監修にあたりできるだけ読みやすくすることを心がけました。また、不適切な用語がありましたらご教示いただければうれしく思います。最後に、ご多忙のところ監修者のお願いをこころよくお聞き入れくださいました編集者・著者の先生方、および出版に労をいとわずにご尽力をくださった三輪書店編集室担当者に深くお礼申し上げます。

2024年1月

上杉雅之

CONTENTS

実践編－医療分野の実習

第5章　急性期病院での症例への向き合い方　70

第6章　回復期病院での症例への向き合い方　89

第7章　診療所・クリニックでの症例への向き合い方　98

▶◀ 動画について

- 動画アイコンのある箇所は、関連する Web 動画をインターネット上で視聴することができます。
- ★動画には、臨床実習のよくあるシーンを出演者が演じたもの、スライドでの講義、実際の現場など、さまざまな内容が収録されています。
- ★「悪い例」「良い例」を示している動画の場合、まずは、「悪い例」から改善点を考え、次に「良い例」から適切な対応を学びましょう。
- 視聴方法は、本書の表紙の裏側にある【Web 動画の視聴方法】をご確認ください。
- 利用規約（三輪書店 Web サイトの動画配信ページに記載）や、注意事項（上記の【Web 動画の視聴方法】に記載）を必ずお読みいただき、十分にご理解のうえご利用をお願いいたします。

動画タイトル一覧

第2章

- ▶ 動画 2-1　疾患別リハビリテーション
- ▶ 動画 2-2　施設基準
- ▶ 動画 2-3　診療報酬
- ▶ 動画 2-4　電話のかけ方（悪い例）
- ▶ 動画 2-5　電話のかけ方（良い例）
- ▶ 動画 2-6　身だしなみ（悪い例）
- ▶ 動画 2-7　身だしなみ（良い例）
- ▶ 動画 2-8　患者とのコミュニケーション
- ▶ 動画 2-9　問診の仕方
- ▶ 動画 2-10　問診で会話が脱線したら

第3章

- ▶ 動画 3-1　提出物の出し方
- ▶ 動画 3-2　提出物が未完成の場合
- ▶ 動画 3-3　指導者が不在の場合
- ▶ 動画 3-4　余白や文字数を設定する
- ▶ 動画 3-5　文書を二段組みに設定する
- ▶ 動画 3-6　Excel で作った表を Word に挿入する

第4章

- ▶ 動画 4-1　視診・触診の仕方
- ▶ 動画 4-2　大腿周径測定：関節変形がある場合
- ▶ 動画 4-3　大腿周径測定：経時的な変化を評価する場合
- ▶ 動画 4-4　大腿周径測定：肌を露出できない場合
- ▶ 動画 4-5　こんなにも行いにくい ROM 測定
- ▶ 動画 4-6　こんなにも判断に困る MMT

第5章

- ▶ 動画 5-1　大学病院のリハ室
- ▶ 動画 5-2　心不全のリスク管理
- ▶ 動画 5-3　問診から気付くこと
- ▶ 動画 5-4　総合病院のリハ室
- ▶ 動画 5-5　THA 術後の疼痛および合併症管理
- ▶ 動画 5-6　THA 術後の離床時
- ▶ 動画 5-7　代償動作を抑制するには

ナレーション：松本倖実（青森県立保健大学）

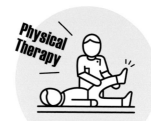

準 備 編

臨床実習ではどんなことを学ぶのか？ どんな
行動をすればよいのだろうか？ さらには、実習
前に、どんな準備が必要なのだろうか？
具体的なイメージが湧き、準備の大切さが認識
できれば、不安感は軽減するはずです。
実習前に知っておきたい基本的な知識のほか、
実習に関するマナー、デイリーノートの書き方、
患者とのコミュニケーションスキルなどを動画
とともに解説しています。

第1章

臨床実習の概要

1 ▶ 臨床実習とは？

　通常の科目は、学内において教員による講義・演習・実習授業を多くの学生とともに履修することで単位を取得します。しかし、臨床実習は、学生自身が学外の医療機関・介護施設に出向き、所属する理学療法士の指導監督のもとで、患者や利用者を対象に実施可能な基本的理学療法行為を単独で行う科目です。このように、臨床実習は普段の学習環境と極端に異なる点で、特別なカリキュラムといえます。

　また、臨床実習は日々新しい発見と学びの場であり、学生は患者や実習指導者から「学ばせてもらう」姿勢が大切です。さらには、「社会に求められる理学療法士のプロフェッショナリズム」[1] を実感する場でもあります。

❶ 臨床実習で求められる能力とは（図1）

　臨床実習で要求される能力は、主に「**態度（情意領域）**」、「**知識（認知領域）**」、「**技能（精神運動領域)**」です[1]。学生の皆さんは、臨床実習でこれらの能力を向上させる必要があります。さらには、「**情報収集能力**」および「**総合的判断力**」も必要となり、医療人としての社会性、人間性も大切です。

図1　臨床実習で求められる能力

理学療法教育の3領域[1]		その他
態度（情意領域）	**知識（認知領域）**	**情報収集能力**
挨拶・服装・身だしなみ 報告・連絡・相談 守秘義務の徹底 個人情報の取り扱い 期限・約束の厳守 探求心・向上心	想起（記憶している） 解釈（理解している） 問題解決（解決策につなげる）	間接的情報収集 （診療録、多職種等） 直接的情報収集 （問診、検査・測定等）
	技能（精神運動領域）	**総合的判断力**
	コミュニケーション 面接（問診）・観察 検査・測定・分析 治療・記録等 見学⇒協同参加⇒実施	クリニカルリーズニング 臨床推論等
		医療人としての資質
		社会性 人間性

② 臨床実習の到達目標

理学療法士作業療法士養成施設指導ガイドライン[2] では、臨床実習の教育目標として、以下の3つを掲げています。

> ① 社会的ニーズの多様化に対応した臨床的観察力・分析力を養うとともに、治療計画の立案能力・実践能力を身につける
> ② 各障害、各病期、各年齢層を偏りなく対応できる能力を培う
> ③ チームの一員として連携の方法を習得し、責任と自覚を培う

③ 診療参加型実習の導入について

臨床実習の問題である過剰な課題の抑制や応用力の低下[3~5] に対応するため、2020年の入学生より診療参加型実習[1] が導入されました。実習生と実習指導者が同じチームの一員として行動をともにすることが特徴です。①実習生は実習指導者の臨床行為を「見学」することから開始します。②見学した臨床行為において、実習生でも行うことが可能と判断された内容は、実習指導者とともに「協同参加」をします。③徐々に実習生が関わる割合を増やしていき、最終的には実習指導者の直接監視下で、実習生自らがその臨床行為を「実施」できる能力を身につけます。

④ 学生が実施できる理学療法行為の範囲とその水準（表1）

学生が実習で実施可能な理学療法行為（経験すべき基本技術）の範囲と水準（3段階）は、『臨床実習教育の手引き（第6版）』[1] 並びに『理学療法学教育モデル・コア・カリキュラム』[6] のなかで定義されています。基本技術には、理学療法評価・理学療法治療・リスク管理や義肢・装具・福祉用具・環境調整などが含まれます。

1）3段階の水準について

臨床実習で学生が行うことのできる理学療法行為は、**表1**の「水準Ⅰ」～「水準Ⅲ」に分類されます。「水準Ⅰ」は実習指導者の監督のもとで学生自身が経験や実施をすべき項目で、これが実習の**学修目標**になります。「水準Ⅱ」は、学生が実施するには技術やリスク管理のレベルが高いため、実習指導者の補助として経験できる項目および状態のことを指します。「水準Ⅲ」は学生が関わるには侵襲性やリスクが高く、見学にとどめておくべき項目および状態です。

2）見学にとどめるべき対象者の状態

①全身状態が不安定な場合、②重症不整脈、心肺停止のリスクがある場合、③骨折・脱臼の

表1 診療参加型臨床実習において実習生が実施可能な基本技術の水準

	低　　　　　　　　　　　行為の侵略性・リスク　　　　　　　　　　　高		
	水準Ⅰ	**水準Ⅱ**	**水準Ⅲ**
項目	**指導者の直接監視下で実習生により実施**されるべき項目	**指導者の補助として実施される**べき項目および状態	**見学**にとどめておくべき項目および状態
教育目標	臨床実習で修得し対象者に実践できる（ただし対象者の状態としては、全身状態が安定し、実習生が行う上でリスクが低い状態であること）	模擬患者、もしくは、シミュレーター教育で技術を修得し、指導者の補助として実施または介助できる	模擬患者、もしくは、シミュレーター教育で技術を修得し、医師・看護師・臨床実習指導者の実施を見学する
動作介助（誘導補助）技術	基本動作・移動動作・移送介助、体位変換	急性期やリスクを伴う状態の水準Ⅰの項目	
リスク管理技術	スタンダードプリコーション（感染に対する標準予防策）、症状・病態の観察、バイタルサインの測定、意識レベルの評価、各種モニターの使用（心電図、パルスオキシメータ、筋電図）、褥瘡の予防、転倒予防、酸素吸入療法中の患者の状態観察	創部管理、廃用性症候群予防、酸素ボンベの操作、ドレーン・カテーテル留置中の患者の状態観察、生命維持装置装着中の患者の状態観察、点滴静脈内注射・中心静脈栄養中・経管栄養中の患者の状態観察	
理学療法治療技術（検査・測定技術）	情報収集、診療録記載（学生が行った内容）、臨床推論	診療録記載（指導者が行った内容）	
	問診、視診、触診、聴診、形態測定、感覚検査、反射検査、筋緊張検査、関節可動域検査、筋力検査、協調運動機能検査、高次神経機能検査、脳神経検査、姿勢観察・基本動作能力・移動動作能力・作業工程分析（運動学的分析含む）、バランス検査、日常生活活動評価、手段的日常生活活動評価、疼痛、整形外科学的テスト、脳卒中運動機能検査、脊髄損傷の評価、神経・筋疾患の評価（Hoehn & Yahr の重症度分類など）、活動性・運動耐容能検査、各種発達検査	急性期やリスクを伴う状態の水準Ⅰの項目 生理・運動機能検査の援助：心肺運動負荷試験、12誘導心電図、スパイロメーター、超音波、表面筋電図を用いた検査、動作解析装置、重心動揺計	障害像・プログラム・予後の対象者・家族への説明、精神・心理検査
理学療法治療技術運動療法技術	関節可動域運動、筋力増強運動、全身持久運動、運動学習、バランス練習、基本動作練習、移動動作練習（歩行動作、応用歩行動作、階段昇降、プール練習を含む）、日常生活活動練習、手段的日常生活活動練習	急性期やリスクを伴う状態の水準Ⅰの項目 治療体操、離床練習、発達を促通する手技、排痰法	喀痰吸引、人工呼吸器の操作、生活指導、患者教育
物理療法技術	ホットパック療法、パラフィン療法、アイスパック療法、渦流浴療法（褥瘡・創傷治療を除く）、低出力レーザー光線療法、EMG バイオフィードバック療法	超音波療法、電気刺激療法（褥瘡・創傷治療、がん治療を除く）、近赤外線療法、紫外線療法、脊椎牽引療法、CPM：持続的他動運動、マッサージ療法、極超短波療法、超短波療法（電磁両立性に留意）、骨髄抑制中の電気刺激療法（TENS など）	褥瘡・創傷治療に用いて感染のリスクがある場合の治療：水治療法（渦流浴）、電気刺激療法（直流微弱電流、高電圧パルス電気刺激）、近赤外線療法、パルス超音波療法、非温熱パルス電磁波療法、がん治療：がん性疼痛・がん治療有害事象等に対する電気刺激療法（TENS：経皮的電気刺激）
義肢・装具・福祉用具・環境整備技術	義肢・装具（長・短下肢装具、SHB など）・福祉用具（車いす、歩行補助具、姿勢保持具を含め）の使用と使用方法の指導	リスクを伴う状態の水準Ⅰの項目 義肢・装具（長・短下肢装具、SHB など）・福祉用具（車椅子、歩行補助具、姿勢保持装具を含め）の調節	義肢・装具・福祉用具の選定、住環境改善指導、家族教育・支援
救命救急処置技術			救急法、気道確保、人工呼吸、閉鎖心マッサージ、除細動、止血
地域・産業・学校保健技術		介護予防、訪問理学療法、通所・入所リハビリテーション	産業理学療法（腰痛予防など）、学校保健（姿勢指導・発達支援など）

〔文献1）より引用改変〕

危険が高い場合、④動作時のバランスが不良で転倒の危険が高い場合、⑤新生児・小児疾患の急性期、⑥侵襲的、羞恥的（自己の肉体的あるいは精神的欠陥が他人の注意の対象となっていると気づくときに出現する感情のこと）を含む場合です[1]。

⑤ 臨床実習の構成 （表2）

臨床実習は見学実習、評価実習、総合臨床実習、通所リハビリテーション（以下、通所リハ）または訪問リハビリテーション（以下、訪問リハ）に関する実習により構成されます[7,8]。

1）見学実習 （目安：1〜2年次　1単位以上）

見学実習は、医療や介護サービスを提供する施設内の様子や診療を見学します。就学早期の実習で技術面の多くが未修得のため、学生が評価や治療を行うことはまずありません。

2）評価実習 （目安：2〜3年次　3〜4単位程度）

評価実習では、病院や診療所、介護老人保健施設（以下、老健）における診療に参加し、学内で学んだ知識と技術の統合をはかり、臨床現場を通して理学療法の実施に必要な資質および技術を習得することが目標です。

学生は診療チームの一員として加わり、臨床実習指導者の指導・監督の下でさまざまな疾患・状態の患者、利用者の身体的、社会的状態等に関する基本的な検査・測定等を適切に実施します。

3）総合臨床実習 （目安：3〜4年次　14〜16単位程度）

総合臨床実習は、病院や老健における診療に参加し、患者、利用者の目標設定ならびに治療計画を立案できることが目標です。学生は診療チームの一員として加わり、臨床実習指導者の指導・監督の下で評価実習の学習内容に加え、患者、利用者の障害像の把握、治療目標および治療計画の立案、治療実践ならびに治療効果判定等の過程を経験します。

4）通所リハまたは訪問リハに関する実習 （目安：2〜4年次　1単位以上）

この実習は、指定規則において2020年4月以降の入学生を対象に新たに1単位以上設けられました。見学実習や評価実習だけでなく、総合臨床実習等の期間中に行うことも認められています。学生は利用者を通じて、地域包括ケアシステムにおける通所リハまたは訪問リハの役割や、リハビリテーションマネジメント等について学ぶことが目標です。

表2 臨床実習の構成

実習の種類	対象年次	単位	実習の概要	実習の目標
見学実習	1〜2年次	1単位以上	介護サービスを提供する施設や、病院の診療を**見学**し、リハビリテーションにおける**理学療法士の役割や位置づけを理解**し、医療・介護・福祉分野における**理学療法士への期待と責任を認識**する。	①**理学療法士の役割**について理解できる ②**コミュニケーションスキル**を習得できる
評価実習	2〜3年次	3〜4単位程度	病院や老健における**診療に参加**し、**学内で学んだ知識と技術の統合**をはかり、臨床現場を通して理学療法の実施に必要な**資質**および**技術を習得**する。**診療録等からの間接的情報**や対象者への**各種の検査・測定等による直接的情報**を収集する。収集した**情報を統合・解釈**し、**問題点の抽出、理学療法プログラムの立案**をする。	①間接的情報（カルテ等）を適切に収集できる。 ②基本的な直接的情報収集（検査・測定等）を正確に実施できる。 ※検査結果の関連性について説明できる。 ③姿勢・動作観察を実施できる。 ※観察するための場所の選定ができる。適切な位置で観察ができる。転倒等のリスクを理解できる。 ④問題点を抽出し、その抽出理由について説明できる。 ⑤対象者の治療目標を設定し、その設定根拠について説明できる。 ⑥理学療法プログラムを選択し、その根拠について説明できる。
総合臨床実習	最終学年 3〜4年次	14〜16単位程度	評価実習の内容に加え、治療実践ならびに治療効果判定等を学ぶ。学生は自らを成長させるための自己研鑽の必要性を理解する。指導者が実践している臨床推論を習得する。指導者と同じ視点の獲得を目指す。カンファレンス等で意見交換に参加する。	指導者の助言を受けながら基本的な理学療法が実践できる。 ①疾患に適した運動療法を実施できる。 ②疾患に適した物理療法を実施できる。 ③疾患に適した義肢装具療法などを実施できる。 ④疾患に適した臨床推論について説明できる。 ※疾患に則した適切な理学療法を選択できること。
通所リハ 訪問リハ	2〜4年次	1単位以上	地域包括ケアシステムにおける**通所リハ**または**訪問リハの役割**や**リハビリテーションマネジメント**等について学ぶ。	地域包括ケアシステムにおける理学療法士の役割を理解できる。 地域包括ケアシステムに関与する関連専門職の役割を理解できる。 ケアプランの立案過程を見学（体験）できる。

⑥ 留意事項

1) 守秘義務

理学療法士及び作業療法士法第16条には「理学療法士又は作業療法士は、正当な理由がある場合を除き、その業務上知り得た人の秘密を他に漏らしてはならない。理学療法士又は作業療法士でなくなったあとにおいても、同様とする。」と記載されています。これは、学生であっても同様です。守秘義務並びに個人情報保護の重要性を十分に理解しましょう。

2) 情報の取り扱い

臨床実習中に知り得た情報を「SNSに投稿しない」、「他人に話さない」ことは当然のことです。さらに、「メモ（USBメモリーなど）の管理」や、「友人等との会食（居酒屋、カラオケボックス）での会話」、「友人等との移動（電車、バスなど）での会話」にも注意が必要です。

⑦ 実習指導者の立場を理解しておこう

実習指導者とは、理学療法免許を受けた後、5年以上の業務に従事した者であり、厚生労働省が指定した「臨床実習指導者講習会」または、厚生労働省および公益財団法人医療研修推進財団が実施する「理学療法士・作業療法士・言語聴覚士養成施設教員等講習会」を受講し修了した者と定められています[2]。なお、見学実習においては、上記の実習指導者要件を満たしていなくても「免許を受けた後5年以上業務に従事した者」であれば指導者と認められます。

このように、経験を積んだ理学療法士は、後進の育成（学生や新人理学療法士を対象とした教育）を行う義務が定められています[9,10]。ただし、臨床実習指導者だからといって、通常診療業務が調整されることはありません。つまり、実習指導者とは、通常業務のうえに学生指導という負担の多い業務も担っている協力者（教育者）なのです。

⑧ 社会人基礎力を磨こう

2006年に経済産業省より「社会人基礎力」という概念が提唱されました[11]。これは、「前に踏み出す力」、「考え抜く力」、「チームで働く力」から構成され、「職場や地域社会で多様な人々と仕事をしていくために必要な基礎的な力」です。臨床実習でも、さまざまな立場の人とのコミュニケーションや、理学療法評価・治療を経験することで、「態度・知識・技術」の習得のみならず、「社会人基礎力」の向上も期待されています。

（酒井孝文）

文献

1) 日本理学療法士協会：臨床実習教育の手引き（第6版）．2020
2) 厚生労働省医政局：理学療法士作業療法士養成施設指導ガイドライン．日本理学療法士協会ホームページ．2018, http://www.japanpt.or.jp/upload/japanpt/obj/files/aboutpt/01_Guideline_181005.pdf（参照2022年10月30日）
3) 小林賢：臨床実習における教育学的アプローチ．理学療法ジャーナル　**54**：457-461，2020
4) 小林賢：臨床実習の課題と対応　臨床の立場から．理学療法学　**37**：341-342，2010
5) 中川法一：セラピスト教育のためのクリニカル・クラークシップのすすめ（第3版）．三輪書店．2019，p104
6) 日本理学療法士協会：理学療法学教育モデル・コア・カリキュラム．日本理学療法士協会ホームページ．2019．http://www.japanpt.or.jp/upload/japanpt/obj/files/about/modelcorecurriculum_2019.pdf（参照2022年10月30日）
7) 厚生労働省医政局：理学療法士作業療法士養成施設指導ガイドラインの一部改正について（令和4年9月14日）．日本理学療法士協会ホームページ．2022．https://www.japanpt.or.jp/info/asset/pdf/mhlw_20220922_1_compressed.pdf（参照2022年11月30日）
8) 厚生労働省：理学療法士作業療法士養成施設指導ガイドライン等の改正に関するQ＆Aの改訂について（令和4年9月14日）．2022．https://www.japanpt.or.jp/info/asset/pdf/mhlw_20220922_2_compressed.pdf（参照2022年11月30日）
9) 日本理学療法士協会：理学療法士の職業倫理ガイドライン（平成24年4月15日改正）．2012．https://www.japanpt.or.jp/upload/japanpt/obj/files/about/02-gyomu-03rinrigude2.pdf（参照2020年8月10日）
10) 日本理学療法士協会：理学療法士業務指針（2022年4月1日制定）．日本理学療法士協会ホームページ．https://www.japanpt.or.jp/about/disclosure/PT_Business_guidelines.pdf（参照2022年10月30日）
11) 経済産業政策局 産業人材政策室：社会人基礎力．経済産業省ホームページ．https://www.meti.go.jp/policy/kisoryoku/（参照2022年10月30日）

第2章 臨床実習に欠かせない事前準備

1 実習施設の特徴と制度

① 臨床実習を行う施設

　理学療法士の臨床実習は、**医療分野**、**介護保険分野**、**福祉分野**で展開されます。**医療分野**は、一般に「病院」と呼ばれ、治療を主体とした医療を提供する施設を指します。**介護保険分野**は介護を主体としたサービスを提供する施設です。**福祉分野**は、発達障がい児を対象とする小児施設が中心となります。**表1**に各分野における主な臨床実習施設を挙げます。このように臨床実習を行う施設が多様化しているため、臨床実習を円滑に進めるには、事前に施設の概要や社会的役割を理解しておく必要があります。そして、対象となる疾患の種類、病期、求められる理学療法士の役割なども把握します。

表1　臨床実習が行われる施設例

医療分野	病院 診療所（クリニック）
介護保険分野	介護施設 通所リハ提供施設 訪問リハ提供施設・事業所
福祉分野	小児施設 （重度心身障害児施設・児童発達支援事業所・ 児童発達支援センター・放課後等デイサービス等）

② 制度について知っておこう

1）医療分野：医療法で定義された病院の類型

[病院と診療所の違い]

　医療施設は、施設の役割や機能などによってさらに細分化され（**図1**）、理学療法士の役割も異なります。一般には「病院」として周知されている医療施設も、医療法により病床数（ベッド数）で病院と診療所（クリニック）に大別されます。病院は20床以上の病床数を有する施設、診療所は19床以下の有床診療所もしくは、無床診療所（入院施設を有さない施設）と定義されます。

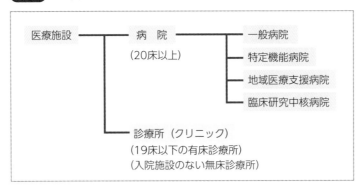

図1 医療施設の機能分類

臨床実習では、病院と診療所で準備の仕方が異なります。

病院は、入院治療を必要とする症状の重い患者が多く、疾患・病態の理解のほか、術直後の全身管理や、日常生活における介助動作などの知識・技術も必要です。臨床実習で接する機会の多い疾患は、脳血管障害や転倒による骨折の術後、人工関節置換術後などです。

診療所は、地域在住者の外来治療を主業務とし、比較的症状の軽い患者が多いです。診療科目は整形外科が大多数を占め、対象は退行性疾患（加齢による臓器の機能低下や骨関節の変性による疾患の総称）における保存療法や、入院施設退院後の在宅療養、スポーツ傷害などです。幅広い運動器疾患の知識・技術が求められ、社会生活のなかで QOL（Quality of life：生活の質）の向上にまで視野を広げてアプローチします。

このように施設による違いをイメージすると、実習の準備もしやすくなります（**表2**）。**図2**に実習で対応することの多い疾患を示します[1]。実習で扱う疾患が不明な場合は、実習前の電話連絡の際に確認をして、適切な準備をもって実習に臨みましょう。

[病院の分類（類型）]

病院は、役割によって機能が細分化され、**一般病院、特定機能病院、地域医療支援病院、臨床研究中核病院**に分かれています（**図1**）。各々の特徴を**表3**に示します。

特定機能病院は 400 床以上の病床数を有し、16 以上の診療科を標榜している病院で、**一般病院**では対応できない重度疾患の治療を行います。主に大学病院やがんセンターで承認を受けています。**地域医療支援病院**は 200 床以上の病床数をもち、その地域の入院治療や救急医療の中核を担う病院です。周辺の病院や診療所と連携し、地域の診療所では対応が困難な場合、かかりつけ医から紹介された患者に対して医療提供する後方支援を行う病院です。治療後は地域の医療施設に紹介（逆紹介）を行います。**臨床研究中核病院**は、他の医療施設や企業と共同研究・治験の実施や研究支援を行う施設です。現時点で 14 施設が承認され（2023 年 1 月現在）、その多くは大学病院が占めています。

表2 病院と診療所の比較

	病院	診療所（クリニック）
診療科目	・複数の診療科目が対象	・専従医師の専門科目が中心 （臨床実習は整形外科が多い）
患者の状態	・入院患者が主 ・病棟によって急性期、回復期、生活期に分かれる	・地域在住者が主。外来による通院 ・生活期が中心だが、軽度外傷や疾病の急性期や回復期も対応する（例：腰痛症、肩関節周囲炎、靱帯損傷など）
代表的な疾患	・脳血管障害 ・心疾患 　（例：心筋梗塞など） ・運動器疾患の術後 　（例：骨折、変形性関節症など） ・代謝性疾患 　（例：糖尿病など） ・呼吸器疾患 　（例：閉塞性肺疾患など）	・クリニックが標榜している診療科が主体 ・整形外科クリニックでは運動器疾患が中心 ・特に退行性疾患が多い 　（例：変形性関節症、頸部や腰痛などの関節痛疾患、肩関節周囲炎、骨折など） ・内科系のクリニックでは呼吸器、循環器、代謝系疾患が中心となる 　（例：比較的安定している心不全・慢性閉塞性肺疾患・糖尿病など）
治療	・手術直後 ・薬物治療や放射線治療管理下など	・保存療法が主体 ・術後で自宅退院後の継続治療
目標	・社会復帰 ・自宅復帰、施設復帰	・疼痛の緩和、消失 ・受傷前の機能、能力の回復 ・ADL や QOL の改善

図2 実習で対応することの多い疾患

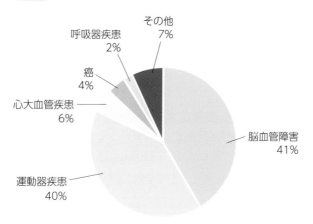

その他 7%
呼吸器疾患 2%
癌 4%
心大血管疾患 6%
脳血管障害 41%
運動器疾患 40%

〔文献 1）を元に著者が作成〕

表3 医療法による病院の類型

	役割	要件（代表例を抜粋）
一般病院	・医療を提供できる	・病床数が **20 床以上** ・人員配置（患者数：スタッフ数） 　医師　　　16：1　薬剤師　70：1 　看護師等　3：1　栄養士　病床数 100：1
特定機能病院	・**高度な医療**を提供できる ・**高度の医療技術の開発および評価**を行える ・**高度な医療に関する研修**が行える ・**医療の高度の安全を確保**できる	・病床数が **400 床以上** ・**16 の診療科目**を標榜 ・紹介率 50%、逆紹介率 40% 以上 ・人員配置（患者数：スタッフ数） 　医師　　　　8：1（半数以上が専門医） 　薬剤師　　　30：1　看護師等　2：1 　管理栄養士　1 名以上 ・**必要設備** 　**集中治療室、無菌室、医薬品情報管理室**
地域医療支援病院	・**紹介された患者に医療提供**できる ・病院設備を他の医療施設のスタッフが利用できる（研究・研修） ・**救急医療を提供**できる ・**地域の医療従事者のために研修**が行える	・病床数が **200 床以上** ・**紹介患者中心の医療**（以下のいずれか） 　ア）紹介率が 80% 以上 　イ）紹介率が 65% 以上、逆紹介率が 40% 以上 　ウ）紹介率が 50%、逆紹介率が 70% 以上
臨床研究中核病院	・特定臨床研究を計画・実施できる ・共同研究では主導的な役割を果たせる ・特定医療研究に関する相談に対して助言・情報提供できる ・特定臨床研究に関する研修が行える	・厚生労働省令で定める診療科名を有する ・厚生労働省令で定める数以上の患者を入院させるための施設を有する ・必要人員を有する ・必要設備を有する

2）介護保険分野：介護保険法で定義された対象とサービス内容

［介護保険制度を利用できる対象］

　介護保険制度は、高齢化に伴う介護のニーズを受けて、2000 年から専門家による支援サービスが開始されました。医療保険と同じように日頃の介護が保険によって補填され、良質な介護サービスを受けることができますが、医療保険との違いは、対象が限られている点と給付額に上限がある点です。

　介護保険を利用できるのは、生活に何らかの支援が必要であり、市町村から要介護認定された人のみです。介護保険では、日常生活における介護量の程度によって介護度を定めており、**要支援**（1 と 2）と**要介護**（1 から 5 まで）に等級分けされています。要支援 1 が最も軽度で、要介護 5 は最も重度な介護を要する状態です。介護度によって支給限度額が異なるため、介護保険で利用できるサービスも異なります。

[介護保険で利用できるサービスの種類]

　介護サービスの種類は、**居宅サービス、施設サービス、地域密着型サービス**に分かれます。理学療法士は、居宅サービスと施設サービスに特に関わることが多いです（**表4**）。

表4 介護度別にみた介護保険で利用できるサービス

介護度		要支援1・2	要介護1〜5
介護の状態		日常生活の**基本動作は、概ね1人で行えるが、手段的日常生活動作にわずかに支援が必要な状態**	日常生活の基本動作の**全部または部分的に常時支援が必要な状態**
例		・歩行は可能だが、屋内外とも杖が必要 ・トイレ動作は、1人で可能だが、トイレの掃除は支援が必要	・屋内、屋外移動に介助が必要 ・起居やトレイに介助が必要
居宅サービス	訪問リハ	○ ※介護予防訪問リハ	○
	通所リハ	○ ※介護予防通所リハ	○
	通所介護	○ ※介護予防通所介護	○
	短期入所療養介護・生活介護	○ ※介護予防短期入所療養介護・生活介護	○
	福祉用具貸与	○ ※車いす・特殊寝台は利用不可	○
	住宅改修の補助	○	○
施設サービス	老健	× 利用できない	○
	特養		○
	介護医療院		○

● **居宅サービス**

　居宅サービスとは、在宅生活を送っている方に対して、専門職の支援を提供するものです。代表的なものに**訪問リハビリテーション（訪問リハ）** と**通所リハビリテーション（通所リハ）** があります。

　訪問リハは、理学療法士が利用者（介護保険によるサービスを受ける人）の家に訪問して理学療法を提供するもので、在宅生活に直結した日常生活動作の維持・改善を図ります（詳細は第10章参照）。

　通所リハは**デイケア**とも呼ばれます。病院、診療所または老健などに併設している通所リハに日帰りで通う利用者へ、生活機能や動作能力の向上を目的とした理学療法や食事、入浴など

の生活支援を提供するサービスです（詳細は第9章参照）。

そのほか、施設に短期入所して生活支援を受けられるサービスもあります（短期入所療養介護・生活介護）。いずれのサービスも在宅生活を可能な限り継続するために必要な能力を維持、改善することが目標です。

● 施設サービス

施設サービスは、介護に特化した施設に入所して生活支援を受けるものです。主な施設は**介護老人保健施設（老健）、介護老人福祉施設（特別養護老人ホーム：特養）、介護医療院**です。

表5にそれぞれの特色をまとめます。老健はリハビリテーションスタッフの配置が義務付けられており、病院など医療機関を退院した対象者が、在宅生活に復帰できるよう、リハビリテーションを提供する施設です。つまり、老健は、在宅生活への復帰を目指すために、病院と自宅の橋渡し役を担う施設です（詳細は第8章参照）。一方、介護老人福祉施設と介護医療院は、介護に重点を置いた生活支援が目的となります。

表5 施設サービスによる特色の違い

	介護老人保健施設（老健）	介護老人福祉施設（特養）	介護医療院
概要	・**リハビリテーションによる在宅復帰を目指す** ・医療施設から在宅への中継ぎを行う	・重度の要介護者の身体介護や生活支援が中心	・介護に加え、吸引などの医療介入が必要な要介護者の生活支援
対象	**要介護1〜5**	要介護3〜5	要介護1〜5
入所期間	おおよそ3〜6か月	終身利用が可能	終身利用が可能
リハビリスタッフ	**配置義務あり**	配置義務なし	配置義務なし
医師	常勤	非常勤	非常勤

3）福祉分野

福祉分野に従事する理学療法士の多くは、療育（発達支援）[※1]を目的に、障害児を対象とした小児施設で働いています。代表的な施設に、**重度心身障害児施設、児童発達支援センター、児童発達支援事業所、放課後等デイサービス**などがあります。対象となる障害は、肢体不自由や知的障害が多く、個々の発達や障害状況、生活環境に応じて、将来の自立やライフステージに応じた社会参加を目指し、支援します（詳細は第11章参照）。

※1　障害のある子どもに対し、身体的・精神的機能の適正な発達を促し、日常生活および社会生活を円滑に営めるようにするために行う、障害の特性に応じた福祉的、心理的、教育的および医療的な援助[2]。

❸ 病期区分別の理学療法を理解しておこう

1) 病期とは

　疾病の症状は、発症してから経過とともに変化します。一般的には、発症直後に症状が最も強く表れ、治療により次第に軽快します。このように、病態に基づく症状の変化を区分したものが病期となります。現在では**急性期**、**回復期**、**生活期(維持期)**として区分されています(**図3**)。

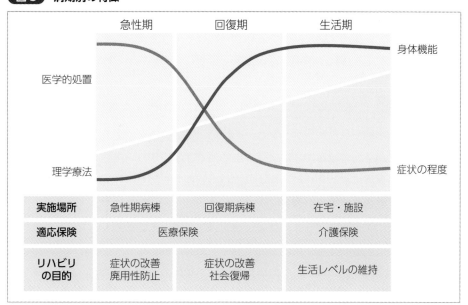

図3 病期別の特徴

	急性期	回復期	生活期
実施場所	急性期病棟	回復期病棟	在宅・施設
適応保険	医療保険		介護保険
リハビリの目的	症状の改善 廃用性防止	症状の改善 社会復帰	生活レベルの維持

2) 急性期の特徴　（詳細は第5章参照）

　急性期とは、疾病を発症して間もない時期のことです。この時期は症状が最も強く全身状態が不安定なため、早期安定化に向けて医学的な治療を集中して行います。生命管理を含めた全身管理が中心となる時期です。

　高度急性期病棟を有している医療施設では、ICU（Intensive Care Unit：集中治療室）、CCU（Cardiac Care Unit：循環器疾患集中治療室）、SCU（Stroke Care Unit：脳卒中集中治療室）、HCU（High Care Unit：高度治療室）といった重度疾患に対応できる設備を持っています。

　急性期のリハビリテーションは、廃用性予防ならびに機能改善に向けて、早期離床（長期臥床による安静を避け、状態に応じて速やかに座位や立位を取らせること）が求められます。そのため、安全に理学療法を提供するには、機器（人工呼吸などの生命維持装置、ドレーン類など）や生化学データ、合併症などの理解が必要です。また、治療が安全かつ円滑に進められるように関連職種（医師、看護師、作業療法士、言語聴覚士）との連携も必須です。

3) 回復期の特徴 （詳細は第6章参照）

　急性期の治療を経て、全身状態が安定した頃からが回復期となります。この時期は、身体機能の回復を積極的に図り、社会復帰を目指します。全身状態が安定したからといって、合併症のリスクが消失したわけではないので、急性期と同様に注意が必要です。そのため、医学的管理を行いつつ患者の活動性を高めることが求められます。

　回復期リハビリテーションは、身体機能の改善だけでなく、日常生活動作（Activities of Daily Living：ADL）の改善に主眼を置き、生活範囲の拡大ならびに社会復帰を目指し支援します。麻痺の残存や、高齢に伴う身体機能の低下がADLの制限に加担してしまうケースもあります。したがって、回復期では生活期へスムーズに移行できるよう、退院先や転院・入所先の生活状況に合わせた福祉用具や環境設定の提案を行うことで、生活動作の改善を図ります。

4) 生活期の特徴 （詳細は第7〜11章参照）

　一通りの医学的治療やリハビリテーションを行い、生活場所を自宅や施設に移した後も生きるうえで何らかの身体的問題を抱えた状態が生活期です。つまり、生活期は生涯続きます。主に高齢者では介護保険によるサービスが提供される時期でもあり、利用できる施設やサービスは介護度に応じてさまざまです（**表4**）。

　生活期のリハビリテーションは、症状の回復や機能改善に主眼を置くのではなく、残存機能を最大限に利用した動作の獲得や環境整備に焦点を当て、手段的日常生活動作（Instrumental Activities of Daily Living：IADL）を含めた生活行為動作の改善や活動範囲の拡大を目指します。病態は落ち着いていますが、再発や急性増悪等を引き起こすリスクは残存しています。そのため、抱えている問題へのアプローチだけでなく、リスク管理にも留意しながら、安心した生活が送れるよう支援します。

　このように、現在の医療システムは、専門性の分化に伴い、すべての病期を1つの医療施設で担当するのではなく、それぞれの病期を各医療施設の病棟単位でとらえ、各々に適した医療を提供できるよう機能分化しています（**図4**）。これにより患者は、状態に適した医療を専門の施設で受けられます。そこで働く理学療法士も施設の機能や病期に応じて、より専門的なリハビリテーションを提供しています。

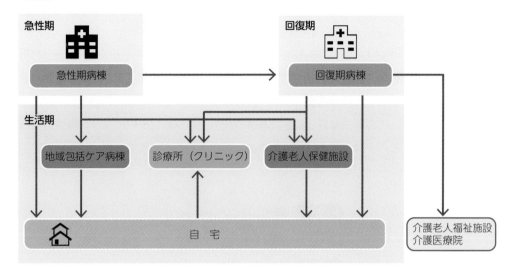

図4 発症からの病期に応じた施設の移り変わり

急性期
急性期病棟

回復期
回復期病棟

生活期
地域包括ケア病棟　診療所（クリニック）　介護老人保健施設

自宅

介護老人福祉施設
介護医療院

❹ 「地域包括ケアシステム」と「地域リハビリテーション」について理解しよう

　生活期の介護保険利用者を支援するうえで中心となるのが**地域包括ケアシステム**です。地域包括ケアシステムとは、重度な要介護状態となっても、住み慣れた地域で自分らしい暮らしを人生の最後まで続けることができるよう、住まい・医療・介護・予防・生活支援を一体的に提供するものです[3]。このシステムは全国で統一された内容ではなく、地域の課題に応じて各自治体で展開します。

　地域包括ケアシステムのなかで、理学療法士は**地域リハビリテーション**に関する事業として、**訪問リハ**（第10章参照）や**通所リハ**（第9章参照）、**通いの場**（第13章参照）、多職種との会議（地域ケア会議[※2]）などに寄与しています（**図5**）。

特に、現在の地域包括ケアシステムでは、専門職が主導するのではなく、地域住民が主体となって健康の維持・増進、介護予防を図ることが推進されており、その代表的なものが**通いの場**です。集会所や公民館などに地域住民が集まり、人との交流や体操、講習会などを展開するものです。このような場にも理学療法士の職域が拡大しているのが大きな特徴です。

図5 地域リハビリテーションに関する事業

1　訪問リハ
2　通所リハ
3　会議参加
　・地域ケア会議
　・サービス担当者会議
　・退院時カンファレンス
4　**通いの場の支援**

※2　市町村が開催し、利用者の個別事例や市町村の地域ケア課題について検討する場。

❺ 理学療法に関する制度について理解しよう

1) 医療保険分野：施設基準と疾患別リハビリテーション

　医療保険分野におけるリハビリテーションは、施設基準や疾患別リハビリテーションの種類を厚生労働省管轄の機関（各地域の厚生局）に届出することで業務が行える仕組みになっています。リハビリテーションの**診療報酬**[※3]とは、**医療保険**を使って理学療法を提供した際に発生する医療費のことで、この届出登録した施設基準や疾患別リハビリテーションの種類によって規定されています。ここでは、医療分野の実習施設情報を知るのに役立つ事項について説明します。

> ▶ **2-1**　疾患別リハビリテーション
> ▶ **2-2**　施設基準
> ▶ **2-3**　診療報酬

[疾患別リハビリテーション]

　疾患別リハビリテーションとは、理学療法に関わる診療報酬の主要なもので、対象となる疾患によって**心大血管疾患リハビリテーション**、**脳血管疾患等リハビリテーション**、**廃用症候群リハビリテーション**、**運動器リハビリテーション**、**呼吸器リハビリテーション**に分類されています。各々の疾患により、リハビリテーション算定日数（医療保険を使用したリハビリテーションが可能な日数）にも上限があります（**表6**）。

[施設基準]

　施設基準とは、リハビリテーション施設の規模をあらわします。この基準は、施設に所属する医師や理学療法士、作業療法士、言語聴覚士などの専門職員の人数や、リハビリテーション室（以下、リハ室）の面積、設置されている治療器具の種類などにより、（Ⅰ）～（Ⅲ）まで分類されています（**表6**）。

[リハビリテーション料]

　リハビリテーションの診療報酬（リハビリテーション料）は、施設基準や疾患別リハビリテーションの組み合わせで定められており、各々で点数も異なる特徴があります（**表6**）。

※3　医療保険を使って医療サービスを提供した際に発生する医療費。国が規定した診療報酬によって全国一律に定められ、2年に1回の診療報酬改定で見直されている。診療報酬は医療行為ごとに点数が決められており、1点が10円として計算される。

[リハビリテーションの時間]

　診療報酬上の規定として、リハビリテーションの実施時間も定められています。リハビリテーション時間の最小単位を「1 単位」と呼び、1 単位は 20 分です。回復期のように長時間治療を要する場合は、2 単位（40 分）あるいは 3 単位（1 時間）のリハビリテーションを行うこともあります。

表6　疾患別リハビリテーションの施設基準とリハビリテーション料（2022 年）

疾患別	施設基準	理学療法士の設置基準	点数	算定日数	専有面積
心大血管疾患	I	専従常勤 PT/常勤看護師 合計で 2 名以上	205 点	治療開始から 150 日	病　院　30m² 以上 診療所　20m² 以上
	II	専従 PT/看護師 いずれか 1 名以上	125 点		
脳血管疾患等	I	専従常勤 PT 5 名以上 PT/OT/ST 合計 10 名以上	245 点	手術、急性増悪、発症から 180 日	160m² 以上
	II	専従常勤 PT 1 名以上 PT/OT/ST 合計 4 名以上	200 点		病　院　100m² 以上 診療所　45m² 以上
	III	専従常勤 PT/OT/ST いずれか 1 名以上	100 点		
廃用症候群	I	脳血管疾患等に準ずる	180 点	診断日、急性増悪から 120 日	脳血管疾患等に準ずる
	II		146 点		
	III		77 点		
運動器	I	専従常勤 PT/OT 合計 4 名以上	185 点	手術、急性増悪、診断日から 150 日	病　院　100m² 以上 診療所　45m² 以上
	II	専従常勤 PT/OT 合計 2 名以上	170 点		
	III	専従常勤 PT/OT 1 名以上	85 点		45m² 以上
呼吸器	I	専従常勤 PT 1 名を含む 常勤 PT/OT/ST 合計 2 名以上	175 点	診断日から 90 日	病　院　100m² 以上 診療所　45m² 以上
	II	専従常勤 PT/OT 又は 常勤 ST 1 名以上	85 点		45m² 以上

〔文献 4）厚生労働省保険局医療課：令和 4 年度診療報酬改定の概要　個別改定事項Ⅲより引用改変〕

※この表の設置基準やリハビリテーション料等は、2022 年の診療報酬に基づくものであり、原則 2 年ごとの診療報酬改定により変動します。

2) 介護保険分野：介護報酬

　介護報酬とは、介護保険を使って介護サービスを提供した際に発生する介護費のことです。介護報酬は、疾患別の区分はなく、サービス内容（訪問リハ、通所リハ、施設入所など）や介護度によって報酬が異なります。さらに、居住地域（区市町村）によっても単価が異なります。

（山本圭彦）

2 ▶ 実習の準備とマナー

① 実習前の電話のかけ方

1) 電話をかける前の準備

[電話をかける時期・時間帯]

　一般的に電話をかける時期は、実習開始の1週間前です。最近では実習施設から感染症対策の指示（体調管理や行動に関わる注意点、ワクチン接種など）が出されることもあるため、2〜3週間前に電話をかけるほうがよい場合もあります。

　理学療法士は勤務時間の大半を患者対応に割いており、電話に出ることは容易ではありません。電話が可能な時間帯は昼休み（12時〜13時）や夕方の時間（16時半〜17時半）に限られます。また、勤務時間や忙しい時間帯は実習施設や地域によっても異なります。

　電話をかけるのに適した時期や時間帯は、実習施設や学校によっても異なるので、自己判断はせず、必ず教員に確認しましょう。

[電話をかける場所・準備物]

　電話をかけるときは必ず筆記用具とメモ用紙を用意しましょう。また、静かで落ち着いた環境を選びます。なるべく固定電話でかけることをおすすめします。どうしても携帯電話を使用する場合は、電波やバッテリーの状況を事前に確認し、途中で電話が切れないようにしてください。

[電話をかけるためのシミュレーション]

●**電話はどこにつながるのか**

　多くの実習施設では、実習指導者が直接電話を取ることはなく、窓口となる代表番号につながります。そのため、窓口の人から実習指導者に電話を取り次いでもらう必要があります。

●**電話で確認する内容**

　電話で確認する内容は多岐にわたります（**図6**）。電話を簡潔に済ませるためにも教員や先輩、施設のホームページなどから事前に情報を収集し、確認する内容をまとめてから電話をかけることが重要です。

2) 電話をかける （動画2-4、2-5）

[窓口への架電]

●**電話の取り次ぎ**

　窓口の人に話す内容で重要なのは、自分が何者で、誰に電話をつないでほしいのかを明確にすることです。明瞭な声で挨拶をした後、自分の所属と名前、電話の目的を伝え、取り次いでもらう部署（リハビリテーション科など）と実習指導者（あるいは実習担当者）の名前（フルネーム）を伝えます。

図6 電話で確認する内容の例

電話で確認する内容の例（**事前に情報を収集したうえで**）
- ☐ 実習初日の集合時間と場所
- ☐ 感染症対策の方法（検査を含む）や必要な物品
- ☐ 行動制限や実習先への移動日時
- ☐ 服装や持ち物
- ☐ 主な対象疾患や事前学習の内容
- ☐ 昼食について（食堂の利用、病院の昼食の申し込みなど）
- ☐ 寮の空き状況や手続き、設備など
- ☐ 交通機関の利用について
- ☐ 自家用車の可否や駐車場について
- ☐ 実習前に伝えるべき事項（持病、実習中の就職活動など）

● **電話で緊張しないために**

電話は緊張するので苦手という学生も多いのではないでしょうか。特に、相手が電話に出たとたんに緊張して話す内容を忘れてしまうことがあります。あらかじめ台本を作成し、十分に練習をしてから電話に臨むことで緊張も軽減されるでしょう（下の例を参照）。

また、早口も緊張を助長させます。聞き手が理解しやすい話す速さは「1分間に300文字」とされています。以下の電話の取り次ぎ例では30秒程度となります。落ち着いて気持ちを整えるためにも、事前準備と練習を怠らないようにしましょう。

（例）
「お忙しいところ失礼します。
わたくし、〇〇大学【自身の学校名】の学生の〇〇【自身の名前（フルネーム）】と申します。〇月〇日【実習の開始日】から臨床実習でお世話になるので、電話させていただきました。〇〇科【相手の所属】の〇〇先生【実習指導者のフルネーム】をお願いいたします。」

● **電話の取り次ぎ時に話す内容**

ビジネスシーンにおける挨拶では目上の人に「もしもし」や「こんにちは」などの言葉を使うことは失礼にあたります。「お忙しいところ失礼します」などの挨拶を使用するように注意します。また、自己紹介では所属と名前、学生であることを明確に伝え、電話の目的を簡単に伝えることが重要です。

[実習指導者との電話]

まずは実習指導者に挨拶と自己紹介を行います。電話で確認する内容は、実習初日の集合時間と場所、服装や持ち物、事前学習の内容などです[5]。さらに近年の社会情勢を踏まえ、感染症対策の方法や必要な物品についての詳細も確認します（**図6**）。

[実習指導者が不在の場合]

　窓口から実習指導者の所属部署に電話がつながったあとでも、実習指導者がすぐに電話に出られない場合や不在の場合があります。そのような場合は、都合のよい時間帯を確認し、電話をかけ直すようにします。

[電話の切り方]

　電話を切り終えるまでは気を抜かないようにしましょう。電話対応へのお礼を伝えてから相手が切ったのを確認して、静かに電話を切ります。

[注意事項]

　電話をかける時間帯を指定される場合もあります。したがって、事前に教員に確認し、情報を得ることをおすすめします。

　電話は顔が見えない相手とのコミュニケーションで、感情を読み取る手段は言葉のみです。そのため、こちらの意図が十分に伝わらなかったり、不快感を与えたりすることが起こります。普段以上に丁寧な言葉遣いで、相手に失礼のないよう気を配りましょう。また、声のトーン（はっきり明瞭に）やスピード（ゆっくりと）にも気を配りましょう。

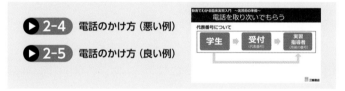

▶ 2-4　電話のかけ方（悪い例）

▶ 2-5　電話のかけ方（良い例）

 ## 実習生の失敗談から学ぼう！

◆ 実習開始3日前の電話連絡

　実習開始3日前に電話連絡をした学生Aさん。実習指導者から、電話越しに電話をかける時期について注意を受けました。実習の初日から気が重くなりますね。学生側からみれば1週間前も3日前も「連絡すれば同じ」と思うかもしれませんが、実習指導者は学生を迎えるにあたって、学生が使用するロッカーや机の整理をしたり、患者や各部署に協力を依頼したりと、たくさんの準備を行っています。協力者の支えがあって実習が成り立つことを忘れずに早めの電話連絡を心がけましょう。

② 実習に行く際の身だしなみ

1）実習に行く服装と行動

　服装は自由だと思っているかもしれませんが、スーツの着用が義務付けられる場合もあります。私服が許可されている場合でも、ラフな装いとは区別しなければいけません。学生であるあなたの身なりには、実習施設のさまざまなスタッフや近隣の住民など多くの人の注意が向けられています。実習施設の品位にも関わるため、学生であっても実習施設の一員として服装は慎重に選びます。

　具体的には、派手な色の服装、ジャージ、ミニスカートなどの露出の多い服装、短パン、ジーンズ、ヒールの高い靴やサンダルは避けるべきです。派手な色などの基準は個人によって異なりますので、年上の人の目線で適切な服装を考えましょう。また、ジャージなどの私服で実習を行う場合（訪問リハなど）もあるので、各々で電話連絡の際に確認してください。

　さらに、実習の行き帰りの言動も周囲の人から見られています。特に、公共交通機関を利用する場合、実習施設の職員が同乗していることもあります。駅や電車、バス内で常に下を向いてスマートフォンなどを利用し、周囲に注意を払っていない場合は、よい印象を与えないこともあります。最寄り駅で実習の愚痴話をしている場面に職員が遭遇したなどの事例もあります。常に周囲の人に見られている意識をもって、実習の行き帰りにも気を配りましょう。

2）実習中の身だしなみ　（動画 2-6、2-7）

　身だしなみはコミュニケーションの第一歩であり、相手に不快な印象を与えると、良好な関係性を築くことが難しくなります。さまざまな人に違和感なく受け入れられる身だしなみを意識しましょう。

[髪型や髪色など]

　肩にかかるような長い髪は束ねる必要があります（髪留めはシンプルなもの）。また、前髪やサイドの髪が目や顔にかからないようにします。髪色は黒髪が無難です。髪色に不安がある場

合は教員に相談しましょう。化粧は薄く地味にします。男性であればヒゲは剃るようにします。

[マスク]

　マスクの色は白か医療用で用いられる薄い青や緑色のものを使用します。鼻とあごを覆うように正しく装着し、毎日取り換えて清潔なものを使用します。

[服装]

　ケーシーの汚れやシワを確認し、清潔を保つために定期的な洗濯を怠らないようにします。実習着は予備に数着用意しておくと安心です。インナーはケーシーの袖からはみ出さない大きさのものを選びます。また透けないよう柄物の下着やTシャツは控えます。寒さ対策の方法は実習施設によっても異なりますので（カーディガンを羽織るなど）、実習指導者に確認することをおすすめします。

[爪]

　爪は短くします（3mm以上伸ばさない）。爪が長いと衛生的によくないだけでなく、患者を傷つけてしまう場合があります。マニキュアやペディキュアは色にかかわらず（透明であっても）つけてはいけません。

[靴と靴下]

　実習靴の色は白を選びましょう。ワンポイントのマークがある程度は構いませんが、派手なデザインは避けます。靴下の色は白が原則です。プラットフォームに上がる際、足裏の汚れが目立つ場合もありますので、清潔なものを着用します。

[その他のアクセサリーなど]

　ピアス（透明なものでもダメです）、イヤリング、ネックレスなど、実習に関係のない装飾品はつけません。時計が必要な場合は腕につけるのではなく、華美でないものをポケットに入れて使用します。

▶ 2-6　身だしなみ（悪い例）
▶ 2-7　身だしなみ（良い例）
身だしなみ（正しい例）

❸ 実習に持って行くもの

1) 実習に必要なもの

忘れ物がないように、入念にチェックをしましょう。

書類・教科書類	：臨床実習の手引き、教科書、参考書、その他の必要書類（個人情報保護に関する誓約書、ワクチン接種証明書　など）
実習用の物品	：バッグ、通勤時の服、実習着と靴、靴下 筆記用具、メモ帳、評価シート、検査器具（メジャー、ストップウォッチ、ゴニオメーター　など）（第4章を参照）
感染症対策物品 （状況に応じて）	：体調管理シート、行動記録シート、マスク、体温計、実習施設から指示があればアイゴーグルやフェイスシールド　など
その他	：パソコン、プリンター、スマートフォン、印鑑と朱肉、歯磨きセット　など

　実習中の提出物は、紙媒体で提出することが多いため、多くの学校ではプリンターを用意するよう学生に伝えています。患者の個人情報を保護するためにも、コンビニなどでの印刷は避けましょう。昼食後の歯磨きも医療従事者にとって大切なエチケットです。

2) 日々の実習での持ち物

　実習着と靴、検査器具、メモ帳、筆記用具、教科書や参考書、デイリーノートなどの提出物（ファイルにまとめたもの）、などを持参します。最近では実習時間内に課題を実施することも多いので、パソコンを持参する場合もあります。ただし電子機器のため、病院での使用には実習指導者の許可が必要です。また、USBなどの外部記録デバイスはセキュリティの観点から病院のパソコンでは使用できません。加えて、実習中は許可がない限り、携帯電話やスマートフォンを持ち歩くこともできません。

❹ 実習中の体調管理

　実習中は慣れない環境や人々に囲まれた生活により心理的緊張や身体的疲労が生じやすいため、いつも以上に体調管理に気を配ります。健康を保つためには適切な食事、適度な運動、十分な睡眠が不可欠です。実習中の忙しさを理由に健康管理を怠らないように努めます。

　体調管理や行動管理は実習施設や学校によって対応が異なる部分が多いので、自己判断せずに必ず教員に確認しましょう。

❺ 実習が終了したら ～お礼状の書き方～

　実習が終了したら、まずはお礼状を出します。最近はメールやソーシャル・ネットワーキング・サービス（SNS）が普及し、手紙などを書く機会は減っていると思います。しかし、実習終了後に感謝の気持ちを伝えることは社会人としての基本です。実習終了後すぐにお礼状を出せるよう、お礼状の書き方を確認しましょう。

1）お礼状を書く前の準備

[お礼状はいつ出すか]

　お礼状は実習が終わってすぐに投函しましょう（実習終了後の翌日が望ましいですが、少なくとも3日以内には投函しましょう）。実習施設では郵便物が届いたあとに部署ごとに仕分けされるので、実習担当者に郵便物が届くまでには、休祝日を挟む場合を含めて1～2日のずれが生じます。このようなことも考えて早めに行動するように心がけましょう。あまりにも期間が空いてしまうと、相手に伝わる気持ちも減ってしまい、失礼にあたります。

[お礼状は何に書くか]

　お礼状は、はがきもしくは便箋（封をした手紙）に書きます。はがきに書く場合は、郵便はがき（あらかじめ切手が印刷された白地のはがき）を使用します。郵便はがきは、郵便局や大手のコンビニで購入できます。はがきの場合、略式かつ短い文章でお礼を伝えられる利点がありますが、記載した内容を他人に見られる可能性もあるため、患者の名前など個人情報を書かないようにします。

　便箋に書く場合は、同時に封筒と切手の用意も必要です。いずれも白地が原則です。封書（便箋を封筒に入れて封をした手紙）で差し出すので、格式が高く、相手にもよりよい印象をあたえます。

　切手の料金は郵便物の種類（はがきか封書か、封書の場合は封筒の大きさや重さ）によっても異なります。料金不足で差し戻される事態にならないよう、事前にインターネットなどで料金を調べるか、郵便局で確認してもらって切手を購入するとよいでしょう。

[表書き：宛先と宛名の確認]

　宛先には「○○法人」や「○○会」などを含めた実習施設の正式名称を記載します。また、部署名（リハビリテーション科、リハビリテーション部、理学療法室など）も正確に記載しましょう。宛名については、個人名（実習指導者のフルネーム）もしくは部署名とします。個人名宛ての場合の敬称は「○○様」もしくは「○○先生」とし、部署名宛ての場合は「○○科　御中」のように記載します。実習施設の名称や個人名が間違っていると、せっかくのお礼状が台無しになるので十分に確認します。

[必ず下書きをしてから書く]

　お礼状は必ず下書きをして、十分に内容を確認します。下書きではパソコンを使用してもかまいません。清書は、ボールペンを使って丁寧に書きましょう。誤字や脱字、修正ペンの使用や二重線あるいは塗りつぶしでの訂正、乱雑な字、お世話になったスタッフの名前が間違っているなどは失礼にあたります。また、極端なスペースの空きや、過剰な文字の揺れはよい印象を与えません。これらは、罫線が書かれている便箋を使用することで解決できます。

2) お礼状の実際（図7）

　お礼状は手書きで縦書きに書きます。お礼状は、**前文、主文、末文、後付**で構成されます[5]。それぞれの内容と例文を以下に示すので、参考にしてください。

図7　お礼状の例

前文　時候の挨拶

拝啓　厳寒の候、皆様には益々ご清祥のこととお慶び申し上げます。

主文

　この度はご多忙の中、●週間という長きにわたり、臨床実習をさせていただき誠にありがとうございました。

　実習指導者の●●先生をはじめ、スタッフの皆様には丁寧なご指導をいただき、心から感謝しております。

　今回の臨床実習を通して机上では学ぶことのできない理学療法士という仕事の大変さとやりがいを感じることができました。特に実際に外来通院の患者様を担当させていただいたことで、情報収集や動作観察等の評価から治療へ結びつけることの大切さを改めて学ぶことができました。

　（次の実習がある場合の例）

　今回の実習で学んだことを忘れずに次の臨床実習も頑張りたいと思っております。

　（最後の実習を終えた場合の例）

　今後は国家試験合格に向けて邁進するとともに、理学療法士として自己研鑽に励んでいく所存です。今後とも、ご指導ご鞭撻のほどよろしくお願い申し上げます。

末文

　末筆ながら●●病院の皆様方のご健勝をお祈り申し上げます。

敬具

後付

令和●年●月●日

●●病院リハビリテーション科●●先生

実習支援大学理学療法学科

【自分の名前】

●前文

頭語（とうご）、時候（じこう）の挨拶、相手の活躍や繁栄を喜ぶ言葉で書き始めます。頭語は「拝啓」とし、結語は「敬具」とします。時候の挨拶は季節によって変わるので、インターネットなどで調べて記載しましょう。

●主文

まずはお礼を述べましょう。お礼のあとは、個人の思いやエピソードをできるだけ具体的に書きます。特に実習での学びやお礼を素直に書くことが重要で、形だけのお礼状とならないように必ず自分の言葉で書くようにします。また、実習の反省を書くのはほどほどにして、将来に向けた前向きな抱負を書くようにしましょう。

●末文

結びの言葉として挨拶（お礼）や相手の健康や発展を祈る言葉を書きます。また、「拝啓」でお礼状を書き始めた場合は、結語に「敬具」と記載します。

●後付

最後に、日付、差出人（自分の所属と名前）、宛名を記載します。ここでも書く位置に注意が必要です。自分のことは、謙遜して行の下に書き、相手の名前は敬意を込めて行頭に書きます。日本人ならではの奥ゆかしさも感じながら記載できるとよいでしょう。

（羽場俊広）

❶ 実習でも日常でも使える！―コミュニケーションのなかで相手が読み取っている情報とは？

　他者とコミュニケーションをとる際、相手は自分のどのような情報を読み取っているか、考えたことはありますか？

　コミュニケーションにおいて、他者に与える情報源には、**「言語情報」**と**「非言語情報」**があります。「言語情報」とは、「会話の内容や、言葉そのものの意味」を指します。一方、「非言語情報」とは、「聴覚から得られる話し手の声のトーンや、声の大きさ、会話のスピード、口調」や、「視覚から得られる話し手の表情、しぐさ、視線」などが含まれます。有名なアルバート・メラビアンによる検証では、コミュニケーションによって相手が受け取る情報源は、言語情報によるものは7％で、93％は非言語情報に由来するといわれています。非言語情報のなかでは、聴覚情報（声の大きさやトーンなど）が38％、視覚情報（表情やしぐさ、視線など）にいたっては55％も相手に影響を与えます[6]。これを「7－38－55ルール」ともいいます[6]。このルールがすべてのコミュニケーションに当てはまるわけではありませんが、非言語情報の与える影響は、皆さんが想像している以上に重要です。そのため、相手と適切なコミュニケーションをとるためには、言語情報として会話の技術だけでなく、会話中の表情や声のトーン、うなずきや態度、相手との位置関係などの非言語の技術も意識することが大切です。

❷ 実習における患者とのコミュニケーション手法を学ぼう（動画2-8）

　実習で患者と関わる場合、親しい友人とのコミュニケーションとは異なり、適切な距離感や節度ある態度が求められることは容易に想像できます。しかし身体に何らかの悩みを抱えた患者の場合、実際にどのようなコミュニケーションが相応しいのか想像もつかないと思います。前述した言語情報・非言語情報の使い方を含めて、コミュニケーションの手法を動画を通して学びましょう。

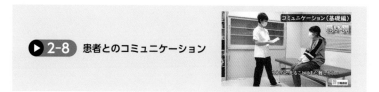

　コミュニケーションの手順は、挨拶と自己紹介の後、患者の氏名を確認し、説明と同意を得て実際の会話となります。まずは**①視線を患者と同じ高さに合わせて適切な距離を調整**します。そして自然な流れで会話を始め、**②話し方や声の明瞭度**に注意しながら、**③スムーズな会**

話を展開します。特に会話中は、④**患者の話を傾聴し、心情を察する態度**を示すことが大切です。また、⑤**自身の立場をわきまえた言動**を心がけることも重要です。

動画 **2-8** における会話のなかには、言語・非言語の技術がいくつも詰まっています（**図8**）。特にコミュニケーションの前提は、「他人に自分を信頼してもらうための一手段」であることを忘れてはいけません。さらに心理学で有名な「ハロー効果」のように、人は先入観によってそれらしく見えてしまう一面も持ち合わせています[7]。そのため、相手に安心感を与える行動、医療者としてふさわしい清潔感のある身だしなみ、挨拶などの当たり前の行動を丁寧に積み重ねることが「患者との信頼関係の構築」につながります。

図8 コミュニケーション

「悪い例」	「良い例」
非言語情報	**非言語情報**
• こわばった表情 • 相手との距離感（遠すぎる・近すぎる） • 落ち着きのない態度 • 服装・髪型が乱れている • 語尾が明瞭でない • 腕組みなどの高圧的な態度 • 視線が合っていない • 傾聴、共感しない	• 柔らかな表情（笑顔など） • 相手との適切な距離感 • ゆっくりとした会話のスピード • 清潔感のある身なり • 挨拶、礼儀正しい態度 • 適切な姿勢、視線 • ハキハキしたしゃべり方 • 話の傾聴、共感
言語情報	**言語情報**
• 言葉遣いが不適切 • 説明、同意がない • 会話が不自然	• 敬語を使える • 説明、同意がある • 自然な会話

❸ コミュニケーション能力を伸ばすために実践してほしいこと

コミュニケーション能力向上の近道は、普段からさまざまな年代の人と意識的にコミュニケーションをとることです。例えば、身近な方法として、学校でも普段接することのない同級生や先輩、後輩に話しかけます。あるいは、少し苦手意識のある教員とコミュニケーションをとる機会を増やします。このような実践練習の積み重ねが、実習における患者とのコミュニケーションの成功にもつながります。ぜひ取り組んでみましょう。

4 実習における情報の集め方

❶ 多角的な情報収集が大切！

　臨床実習中、情報収集の多くは理学療法評価の一つである**医療面接**（問診）から得ることができます。しかしながら、それだけでは患者の全体像把握には十分ではありません。**医学情報**（画像所見、投薬状況、生理検査など）や、**他部門情報**（実際の病棟内生活、社会的な情報など）も取り入れることで、患者を取り巻いている現状の理解が深まります。

❷ 医療面接（問診）（動画 2-9）

　理学療法の目標を立案するうえで、患者が現在困っていること、解決したいことを正確に把握することが重要です。そこで問診は、リハビリテーション中に直接患者へ質問し、必要な情報を収集します。問診中は、患者のペースや反応に合わせて質問し、適切なコミュニケーションとして上述したように、節度ある態度で臨みましょう。

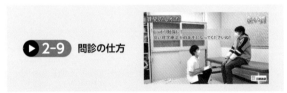

▶ 2-9　問診の仕方

❸ 医学情報

[画像所見]

　昨今のカルテは電子化により、画像情報はカルテ内から収集できます。実習中に取り扱う画像情報には、X線（レントゲン）撮影（X-ray Photograph：X-P）、磁気共鳴画像法（Magnetic Resonance Imaging：MRI）、コンピューター断層撮影（Computed Tomography：CT）、そして超音波検査（エコー検査）などが挙げられます。これらは医学情報として、予後予測などにも使用できるため重要です。これらの画像が、何を目的とした撮影なのか、または撮影機器によってどんな情報が得られるかを把握しておくと、目的に応じたスムーズな情報収集につながります（**表7**）。

表7　画像情報の用途

画像	種類	用途
X線（レントゲン）	骨・肺	骨折部位、心臓の大きさ、肺炎の把握
MRI	骨・軟部組織・血管	損傷の程度、出血部位
CT	骨・軟部組織・血管	把握しづらい骨折部位、梗塞部位
超音波	心臓・軟部組織	心機能、軟部組織の損傷位置

[投薬状況]

　服薬情報は、一般にはカルテから収集します。この情報は、実習中の事故を未然に防ぐことにもつながります。例えば、疼痛コントロールに多く処方されている鎮痛薬は、痛みを軽減させる一方で、種類によっては眠気やふらつきを引き起こすこともあります[8]。このような服薬状況を事前に把握できていれば、注意深く体調確認を行え、リハビリテーション中の転倒リスクを考慮した行動（万が一に備えてすぐに支えられる位置で見学するなど）につなげることができます。

　収集した薬の情報は、薬の作用や服薬の目的、副作用に伴うリスクを簡潔にまとめておくとよいでしょう（**表8**）。

表8 服薬とリスクマネージメント

種類	効果	副作用と関連した注意点の例
鎮痛薬 （トラムセット・リリカ）	オピオイド受容体を刺激し疼痛緩和	強い眠気やめまいなどによる転倒リスクに注意
降圧薬 （βブロッカー）	心拍出量を抑え血圧低下	心拍数が薬剤効果によって抑制されており、過運動負荷でも上昇しにくい点に注意
睡眠・抗不安薬 （ルネスタ）	睡眠導入、不安改善	不眠や不安など強いストレス状態であることを前提とし、体調を確認
糖尿病経口治療薬 （アマリーヌ）	インシュリン分泌を促進し血糖値を下げる	時間帯や体調不良などで薬効が強くなり、低血糖発作を起こしやすくなる点に注意
抗血栓・凝固薬 （ワーファリン）	血液凝固能を低下させ血栓の予防	触診や関節可動域評価時に皮膚脆弱部から出血しやすいため強度に注意
抗パーキンソン治療薬 （レボドパ）	脳内ドパミン量を増やしパーキンソン症状を軽減	急に動きが止まるオン・オフ現象による転倒や体調変動に注意

[生理検査]

　血液検査もカルテ内に含まれています。特に、術後患者を見学する場合、炎症状態の指標であるC反応性蛋白（C-reactive protein：CRP）や白血球数、そして栄養状態を反映するアルブミン値を把握しておくと、現在の体内状態を理解しやすくなります。またヘモグロビン、ヘマトグリット、赤血球容量が低いと貧血状態である可能性があり、これらのデータを事前に把握しておくことで、リハビリテーション中に生じるふらつきや転倒の予防にもつながります。

❹ 他部門情報

[病棟内生活]

　患者の病棟内生活における情報は、病棟の看護師や介護福祉士から聞き取ります。具体的には、病棟内での介助量や禁忌姿位の遵守状況などを確認します。また、歩行能力をはじめとす

る身体機能は、時間帯によっても変動がみられるため[9)]、日中、リハ室で評価した能力が、早朝や夜間時とは乖離している場合もあります。このように、介助量の実情を把握しておくことも重要な情報です。

[社会情報]

社会情報には、患者の**医療保険の種類**、**介護保険の申請状況**、**介護サービス**、さらには**経済状況**などが含まれます。この情報はカルテにも一部含まれていますが、詳細は社会福祉士から直接収集することが多いです。一見、これらの情報はリハビリテーションに直結しない印象を抱きがちですが、具体的な退院後の生活を念頭に置いてリハビリテーションを行ううえで重要な情報となります。

 ## 実習生の失敗談から学ぼう！

◆ 医療面接（問診）で必要な情報が得られない

実習生には担当患者の情報収集に一生懸命で、患者の表情も確認せず、メモを見ながら一方的な質問をしてしまうことがあります。これでは、患者は疲れてしまい、必要な情報を聴取する前に終わります（動画 2-9）。他にも、話し好きな担当患者との会話が盛り上がり、どのタイミングで問診の内容を切り出したらよいのか分からず、結果的に時間だけが超過して十分な情報収集ができないこともよくあります。会話中には、話題が極端に脱線していないか、必要な情報が収集できているかに注意を払いながら進めましょう。話題が脱線した際には、適度なタイミングで軌道を修正することも大切です（動画 2-10）。

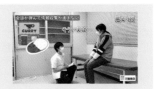

▶ 2-10　問診で会話が脱線したら

◆ カルテ情報を収集しすぎて、必要な情報がわからない

カルテ内には莫大な情報が詰まっています。実習生には、どの情報が理学療法に必要かを検討することなく、メモ帳に書き留めてしまうケースも目にします。

ここでのポイントは、「情報は目的を達成させるためにある」ということです。得られた情報をどう活用するのかも同時に考えることで、優先順位をつけた収集を意識しましょう。事前に国際生活機能分類表を作ることで、カルテより収集される健康状態、個人因子、環境因子の情報量が大きく偏っていないか確認しながら進めることもできます。

◆ 他部門からの情報収集時に時間をとらせてしまう

　実習生が多職種から情報を収集する場合、許可なく他部署に聴取しに行き、「急に来られても困る」とトラブルになることもあります。

　必ず、実習指導者に相談し、情報収集する部署に連絡をしてから向かいましょう。また他部署のスタッフは業務中です。限られた時間で必要な情報が収集できるよう、あらかじめ聞きたいことをリスト化するなど、業務にも配慮して臨みましょう。

　他部門情報の収集におすすめなのが、多職種カンファレンスです。これは、患者と関わる多職種の連携強化や情報共有の場として開催されるものです。患者を取り巻く現状やその方向性、そして退院に向けた多職種連携状況などを確認できる貴重な機会です[10]。実習指導者と相談のうえ同席させてもらうと、視野が広がり、大いに活用できるでしょう。

（石井陽介）

文献

1) 石坂正大, 他：理学療法士養成校最終学年度の臨床実習における担当症例の疾患名. 理学療法科学　**32**：631-634, 2017
2) 厚生労働省：児童発達支援ガイドライン. https://www.mhlw.go.jp/file/06-Seisakujouhou-12200000-Shakaiengokyokushougaihokenfukushibu/0000171670.pdf, （参照 2023 年 12 月 28 日）
3) 厚生労働省：地域包括ケアシステム. https://www.mhlw.go.jp/stf/seisakunitsuite/bunya/hukushi_kaigo/kaigo_koureisha/chiiki-houkatsu, （参照 2022 年 10 月 5 日）
4) 厚生労働省保険局医療課：令和 4 年度診療報酬改定の概要　個別改定事項Ⅲ. 全国病院理学療法協会ホームページ, http://www.nhpta.net/cms/wp-content/uploads/2022/03/R3.3.4-riha.pdf, （参照 2023 年 1 月 28 日）
5) 山口美和：社会人のマナーとしてのコミュニケーション：PT・OT のためのこれで安心コミュニケーション実践ガイド第 2 版. 医学書院, 2016, pp104-133
6) Mehrabian A：Silent Messages. Wadsworth, Belmont, California, 1971, pp75-80
7) Thorndike E. L：A constant error in psychological ratings. *J Appl Psychol* **4**：25-29, 1920
8) 南場芳文, 他：薬物療法と理学療法リスクマネージメント—臨床実習に必要とされる知識を探る—. 神戸国際大学紀要 **87**：71-79, 2014
9) Ishii Y, et al：Initiation gait variability is higher in the morning in elderly inpatients. *Phys Ther Res* **23**：160-165, 2020
10) 岡本隆嗣：回復期リハビリテーション病棟における多職種連携. *Jpn J Rehabil Med* **58**：482-489, 2021

第2章　▼　臨床実習に欠かせない事前準備

第3章　臨床実習での提出物とは

1　デイリーノートの書き方・提出物の出し方

❶ 臨床実習における記録の意味を理解しよう

　臨床実習において、学びの形跡を残しながら理解を深めるためには、体験したことを学生自ら記録し、実習指導者から助言や補足、客観的評価を受けることが重要です。そのためのツールとして、ノートによる記録があります。ノートには、デイリーノート、ウィークリーノート、ケースノートといった種類があります。学校や実習施設によって若干の違いはありますが、学校の多くがこれらのノートを実習中の課題としています。ただし、あくまでノートによる記録は、主体的に学ぶための一助であることを理解しておきましょう。

　また、ノートは学生と実習指導者のコミュニケーションツールにもなります。したがって、実習指導者と口頭でのコミュニケーションが不足しがちな場合には、ノートを通して自身の考えを伝え、質問することをおすすめします。

❷ デイリーノートの書き方

　デイリーノートは、その日に行った実習内容を振り返り、学生自身の思考を整理するためのものです。記載する内容は、主に行動目標、行動記録等の内容で構成されます（**表1**）（**図1**）。また、実習先の多くが、実習中に課題作成の時間を設けて、課題量の配慮をしています。

表1　デイリーノートに記載する内容

項目	記載の意義	注意事項・備考
行動目標	・当日の目標を実習指導者と共有できる。 ・具体的な準備や行動が明確になる。	・目標は具体的に記すこと。
行動記録	・一日の流れや行動が一目でわかる。	・個人名は記載しないこと。 ・疾患名などを追記するとわかりやすい。 （例）Case-A・症例B：右膝THA
指導内容の要点	・実習指導者にも学生の着目ポイントが見えやすくなる。 ・指導内容をあとから見返すことができる。	・項目ごとに箇条書きも可。
感想	・気づきを大切にするようになる。 ・翌日の目標や自身の課題に気づきやすくなる。 ・実習指導者に自身の想いが伝わりやすくなる。	・「楽しかった」「嬉しかった」という内容に終始しないよう注意すること。
自己学習の記録	・調べたことで、新たな考えや発見が生まれる。 ・より発展的な学習が進められる。 ・学ぶ楽しさにつながる。	・文献の転記にならないよう気をつけること。 （※調べ学習は、別途、専用の別のノートに記載する場合もあり）
実習指導者からのコメント	・学生が学ぶべき方向性を改めて確認できる。	−

図 1 デイリーノートの記載例

2022年　9月　10日（　土　）

体調管理：①今朝の体温　：　36.7 ℃
　　　　　②昨夜の睡眠時間：　8　時間（就寝時間：23：00 起床時間：7：00　）

行動目標：エンドフィールを捉えながら関節可動域運動が実施できる

行動記録（内容は見学、実施など参加度も記載する）：

AM	内容	PM	内容
実習開始時刻：8：40		午後開始時刻：13：40	
8：40～9：10	朝の準備	13：40～14：10	拘縮のある方の上下肢の ROMex.の見学、実施
9：10～9：30	メドマの体験	14：10～15：00	レクリエーション すかっとボール
9：30～10：30	福祉用具や施設に入られるまでの過程の説明	15：00～15：30	休憩、利用者の方とお話
10：30～11：10	膝を中心とした ROMex.見学	15：30～16：10	ベッド上での下肢の ROMex.の実施、浮腫・拘縮のある右肘関節の伸展運動
11：10～11：45	足部 ROMex.、腰部筋スパズム改善、治療見学	16：10～17：30	フィードバック、課題
11：45～12：00	車いすの説明	実習終了時刻：17：30	
12：00～12：25	課題		
午前終了時刻：12：25			

見学、検査・測定や指導・助言いただいたことの要点：
・自分の筋緊張が高い状態だと触れているところから相手に伝わってしまい、相手の緊張も高まるため、リラックスして接する。
・顔の向きによって肩甲骨周囲筋が緊張して、広背筋を収縮することで腰痛が起こる可能性がある。
・要介護度が高い人や臥床期間が長い人で離床を促したいとき、リクライニング付きの介護用車いすを用いてバイタル管理を行う。
・足関節の背屈運動をするときは距骨を中へ押し込むように指で誘導する。

感想：
　施設に入られるまでの会議や家庭訪問の過程のお話を聞き、施設内でリハビリをする以外にも、福祉用具を選んだり、他職種の方と情報共有をしたり、ADL 動作の指導をしたりと理学療法士の仕事は多くあると改めてわかった。病院とはまた違った雰囲気でのリハビリテーションであったが、その施設の中だけでなく、家庭での生活にもより深く関わってくることが感じられた。

行動目標
当日に掲げた行動目標を具体的な内容で記載します。
学生自身だけでなく実習指導者からみても達成できているかどうかがわかるように具体的な内容で記載します。

行動記録
当日経験した内容を時系列に記載します。対象者の個人名は書かないようにします。

指導内容の要点
1 日の実習経験や実習指導者から教わった助言のなかで重要と思われる内容の要点を記載します。自身の着目ポイントを実習指導者に分かりやすく記載しましょう。

感想
1 日の実習を振り返り、自分の言葉で「感じたこと」や「気づき」を中心に記載します。行動目標に沿って記載できるとなおよいでしょう。

第3章 ▼ 臨床実習での提出物とは

記録：
今日見学させていただいた中で忘れていたことがあったので復習する。
○筋スパズム
→筋の血流不足によって痛みを生じさせてしまっている状態。

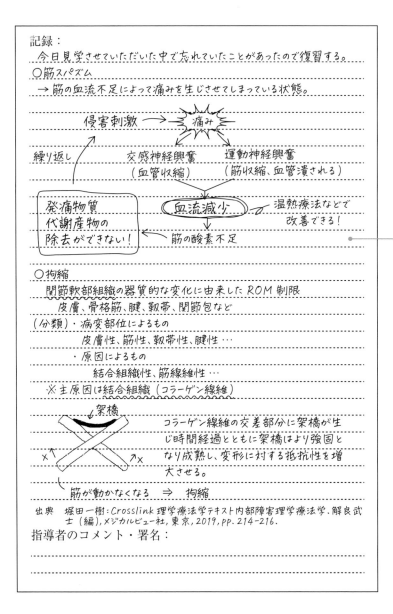

侵害刺激 → 痛み

繰り返し　交感神経興奮　　　運動神経興奮
　　　　　（血管収縮）　　　（筋収縮、血管潰される）

発痛物質
代謝産物の
除去ができない！　　血流減少　　温熱療法などで
　　　　　　　　　　　　　　　　改善できる！
　　　　　　　　筋の酸素不足

○拘縮
　関節軟部組織の器質的な変化に由来したROM制限
　皮膚、骨格筋、腱、靱帯、関節包など
（分類）・病変部位によるもの
　　　　皮膚性、筋性、靱帯性、腱性…
　　　　・原因によるもの
　　　　　結合組織性、筋線維性…
　※主原因は結合組織（コラーゲン線維）

　　　　架橋
　　　　　　　　コラーゲン線維の交差部分に架橋が生
　　　　　　　　じ時間経過とともに架橋はより強固と
　　　　　　　　なり成熟し、変形に対する抵抗性を増
　　　　　　　　大させる。

　　　筋が動かなくなる ⇒ 拘縮
出典　堀田一樹：Crosslink 理学療法学テキスト内部障害理学療法学．解良武
　　士（編），メジカルビュー社，東京，2019，pp．214-216．
指導者のコメント・署名：

自己学習の記録
疑問点やわからなかった点について調べた内容を記載します。何のために調べ、何が理解できたのかが見える内容だと理解しやすくなります。
引用文献（出典）も必ず記載しましょう。

❸ ウィークリーノートの書き方

ウィークリーノートとは、1週間の終わりに、週単位で実習内容を振り返るための記録です。記載項目は**1週間の感想**、**次週の目標**、**行動目標の達成度**などが挙げられます。実習指導者と一緒に内容を確認すると、次週の実習内容をどのように進めていくか、計画を立てやすくなります。また、次週に向けての自己学習や準備が明確になる利点もあります。

同内容をデイリーノートで兼ねることもありますし、ウィークリーノートを課題としない学校もありますが、実習内容を深めるためにも1週間の振り返りは重要です。

❹ ノートへの記録手段

作成するノートの記録手段には、**手書き**と**パソコン入力**があります。学校によっても対応が異なるので、学校の指示に従うのが原則です。手書きでは読みづらい場合や記録がなかなか進まないなどの事情がある場合は、パソコンでの記載が可能かを学校や実習指導者に相談するとよいでしょう。

❺ 提出物のとじ方

デイリーノートなどの提出物、およびノート作成に活用した文献のコピーやレポートなどの資料は、すべて1つのファイルにとじて提出します（**図2**）。このようにとじると、実習で使った資料を常に所持でき、改めて振り返る際に活用しやすくなります。また、その日に読んでもらうデイリーノートのページに付箋を付けると、より丁寧です。

図2 **提出物のとじ方**

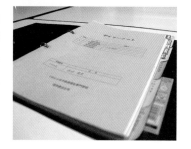

❻ 提出物の出し方（**動画3-1、3-2、3-3**）

単にノートを提出する以外にも、以下の気配りができるようになりましょう。

1）提出のタイミング

提出物は、実習指導者の業務開始前にあらかじめ提出することが原則です。なかには、提出の時間や場所を指定されることもあります。実習指導者が不在の場合を含めて、どのように提出すればよいかを確認しましょう。

2）提出時に添える言葉

提出時には、何も言わずに提出するよりも、学生自ら気持ちのよい挨拶を行い[1]、その日のノートの内容を簡単に伝えるようにしましょう（**図3**）。

提出の際には、フィードバックをもらう時間の確認をします。それにより、学生にとっても当日の行動スケジュールが把握しやすくなります。最後に「お礼」と「今日も1日お願いします」といった言葉を添えて実習を開始すると、気持ちよく1日が始められます。

図3 提出時の言葉添え

学生

付箋の付いているところが確認してほしいページです。

デイリーノートの内容は〇〇を中心にまとめました。

まとめてみましたが、理解が不十分な点があるので、確認をお願いします。

3) 提出物が未完成の場合

　何らかの理由で提出期限までに提出物が完成しないこともあります。そのようなときは、実習指導者へ一度確認と相談をすることが大切です。くれぐれも勝手な自己判断により、"提出しない"と決めつけないようにしましょう。

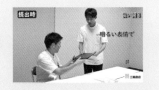

▶ 3-1　提出物の出し方

▶ 3-2　提出物が未完成の場合

▶ 3-3　指導者が不在の場合

4) 提出時に実習指導者が不在の場合

　朝、実習指導者が不在の時は、通常とは異なる対応が必要です。例えば、"実習指導者がいないから、後で提出しよう。"と思っていたら、つい提出し忘れることもあります。また、他の理学療法士に相談のうえ、代理の理学療法士へ提出する場合もあるでしょう。通常とは違う提出の仕方を余儀なくされた場合は、必ず実習指導者に自ら報告することが大切です。

（大森隆生）

2 ▶ レポート・レジュメを書く意義とその思考手順

❶ 症例レポートやレジュメを書く意義とは

近年の実習は、特定の患者を担当するスタイル（患者担当型）ではなく、実習指導者の監督・指導のもとで、複数の患者に対して部分的に診療への参加をする「診療参加型」が主体です（詳細は第1章参照）。したがって、実習において詳細な症例レポート（以下、レポート）を書く機会は少なくなりました。しかしながら、学内や学外実習で得た知識をもとに筋道立てて考え、まとめる能力を身につけるには、レポートやレジュメ（趣旨や要点をまとめたもの）は欠かせない存在です[2]。これらを作成する過程は「知識を実践能力に移行するために行う作業」です。学生が臨床実習でレポートやレジュメを作成する具体的な意義を**図4**に示します。

実習スタイルや実習で得られた情報量にかかわらず、得られた内容から「順序立てた思考」をする手順は同じです。本章では、その思考の手順について学びましょう。

> **MEMO**
> レポートの作成にあたって学生が陥りやすい点は、実習自体の目的が「レポートやレジュメを作成するため」になってしまうことです。実習は、患者中心に考えていくものであることを忘れないようにしましょう。

図4 レポートやレジュメを作成する意義

思考の整理	レポートやレジュメ作成の意義
意義1	散在している以下の情報を結び付けて考えるため • 医学的情報 • 他部門情報 • 患者個人の特性・生活背景にある社会的情報 • 検査や動作観察などの結果　など
意義2	意義1を踏まえて、 患者が生きていくうえで制限されている障害像を組み立てるため

それにより…

国際生活機能分類（ICF；International Classification of Functioning, Disability and Health）に基づいて、患者の個人因子や環境因子を加味しながら、生活機能（「心身機能」、「活動」、「参加」）の相互関係を理解することができる

「順序立てた思考」を経てはじめて、患者の自立度を高めるための理学療法手段（治療方法）が具体的になる

② 症例レポートやレジュメの構成

一般的なレジュメやレポートは、以下の順番で構成されます（**表2**）。

表2 症例レポートやレジュメの構成と内容

構成	タイトル	詳細
1	表題	レポートの表紙やレジュメのタイトルに値するもの。 タイトルにする文字数は40字前後にしましょう。
2	はじめに	どのような症例を報告するのかを簡単に記載します。
3	情報収集	診断名　関連する合併症　既往歴 →病態を理解し、生じる可能性のある症状や、部位別の心身機能・身体構造の機能障害を考えます。 画像所見　生化学データ →全身状態や損傷部位の程度などを把握します。 医療面接内容　他部門情報 →生活面での活動制限や個人因子、環境因子について把握します。 情報収集の段階で、生じる可能性のある症状や機能障害をある程度予測しておきます。 予測した内容について、検査測定で確かめます。
4	検査測定	定量評価（数値化できる評価） 関節可動域検査、握力、徒手筋力検査、感覚検査、反射検査などを実施します。 結果を数値化して、部位別や左右別にまとめます。 さらに、活動レベルのFIMやBarthel indexなど、ADL評価を実施して数値化します。
5	動作観察	定性評価（記述式）＋可能な範囲で数値化 姿勢観察や基本動作の観察を行います。 座位・立位の保持能力、起き上がり動作や立ち上がり動作、歩行動作における一連の姿勢変換、移動能力を確かめ、記述式で記録をします。また可能な限り数値化をします（10m歩行テスト）。 そのうえで、動作障害の要点（時期や逸脱動作）を記載します。
6	統合と解釈	情報収集で得られた活動制限と、検査測定や動作観察の結果を統合して、意味づけをします。 活動制限と機能障害の関連性を見出し、活動制限に影響している基本動作と、その原因となる心身機能を結び付けて考える過程です。 その他、将来起こりうる機能障害を考察することなども含まれます。
7	問題点の抽出	実生活で患者の自立度を高めるために最も必要な「活動」や「参加」を目標に掲げます。 予後を見据え、短期間で実現可能な目標＝短期目標（2〜3週間先）、および長期的に実現する見込みのある目標＝長期目標（3〜6か月先）に分けて考えます。
8	目標設定	設定した目標の阻害要因となっている現在の機能や能力が問題点に掲げられます。 問題点は、解決の必要性が高い順に抽出します。
9	治療プログラムの立案	問題点を解決して目標を達成するために必要な治療のプログラムを考えます。 1単位20分を基本に、理学療法の順序と内容、そしてリスクなどの留意点を記載します。

意味づけ

| 10 | 考察 | 実習指導者との共同参加による治療体験や学生自らの治療実施を通して、文献を引用しながら以下について考察をします。
● 目標が達成できたか？
● 実施した治療が適切であったか？
● 目標が達成できなかった場合には、その要因は何か？　より適切な治療プログラムは？ |
| 11 | 文献 | **統合と解釈**の段階や目標設定および考察時に参考とした書籍や文献を一覧できるように記載します。
書籍の場合は、「著者：書籍名. 出版社，発刊年，ページ」の順に記載します。
文献の場合は、「著者：タイトル. 雑誌名. 発刊号，ページ，発刊年」の順に記載します。 |

❸ 症例レポートやレジュメを作成するための思考手順

　表2に示した症例レポートの構成にしたがって、順番通りに記述しても、単に言葉を並べただけでは、症例の生活機能（「心身機能」、「活動」、「参加」）の相互関係を理解することにはつながりません。したがって、上記の症例レポートの構成は、あくまでも最終的な完成形の順番であり、症例レポートやレジュメを作成するための思考の手順とは異なることを理解しましょう。

　症例レポートを作成するには、まず**統合と解釈**（**表2**－構成6）に相当する思考の整理が欠かせません。この思考が基軸となって、レポートに記載する内容（アウトライン：概要または、あらすじ）の構成がみえてくるので、最初に取り組む必要があります。慣れないうちは、アウトラインを定めることは容易ではないため、実習指導者と話し合いながら進めるとよいでしょう。

　ここでは、**情報収集**内容（**表2**－構成3）や、**検査測定**（**表2**－構成4）、**動作観察**（**表2**－構成5）の結果を踏まえて、症例レポートやレジュメをどのような思考手順で作成していくのか、そのアウトラインの定め方を説明します。

　例えば、80歳代女性、右大腿骨頸部骨折による右人工骨頭置換術後の症例 に対して、情報収集や検査測定、動作観察を終え、これからレポートにまとめるために、アウトラインを考える段階とします（**図5**）。

図5 得られた症例の情報・検査測定結果・動作観察や ADL 結果

カルテ・問診等で 得た情報収集内容 (一部)	80 歳代　女性

- おとなしい性格
- 息子家族と同居
- 家庭生活での役割は、洗濯物の取り入れ程度。調理は嫁
- 店舗兼自宅で、自宅は 3 階
- エレベーターなし
- 趣味は店番

右大腿骨頸部骨折　右人工骨頭置換術後 2 週目

既往歴：左橈骨遠位端骨折

現状	・病棟内での移動手段：車いす自走（要見守り） ・基本的な ADL：立位で行う活動は、軽介助レベル

検査測定結果
(一部)

関節可動域検査（ROM 測定）　初期評価

単位：度

		右	左
股関節	屈曲	90	125
	伸展	-10	15
膝関節	屈曲	135	140
	伸展	0	0
足関節	背屈（膝屈曲位）	10	15
	背屈（膝伸展位）	0	15

※備考：股関節回旋は、脱臼の危険性が高いため未実施

徒手筋力検査（MMT）　初期評価

		右	左
股関節	屈曲	3	4
	伸展	2	3
	外転	2	未実施
膝関節	屈曲	3	4
	伸展	4	4
足関節	背屈	4	4
	底屈	2	3

動作観察 （一部）	車輪付き U 字型歩行器による歩行動作

右立脚終期に不安定

- 右股関節伸展が不十分
- 過度な骨盤後方回旋

右立脚中期～終期に不安定

- 右側への骨盤水平移動が不十分

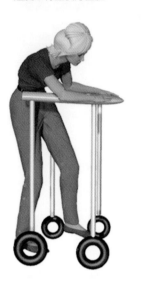 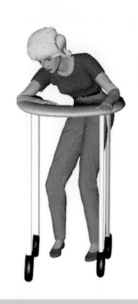

そのほかの動作（一部抜粋）

- 立位保持：両上肢支持あれば可能
- 病棟内移動：車いすにて自立
- トイレ動作：ポータブルトイレにて軽介助

第3章 ▼ 臨床実習での提出物とは

　アウトラインを見出すための最初のステップとして、カルテや問診などで得られた情報や検査測定結果をもとに、「個人因子」や「環境因子」、「心身機能・身体構造」にどのような特徴がみられるのかを整理します（**図 6-1**、**図 6-2**：色付き部分）。

図 6-1 　得られた情報の整理（個人因子・環境因子に分類する）

カルテ・問診等で 得た情報収集内容 （一部）	80 歳代　女性

- おとなしい性格　　個人因子
- 息子家族と同居　　環境因子
- 家庭生活での役割は、洗濯物の取り入れ程度。調理は嫁　　個人因子
- 店舗兼自宅で、自宅は 3 階　　環境因子
- エレベーターなし　　環境因子
- 趣味は店番　　個人因子

右大腿骨頸部骨折　右人工骨頭置換術後 2 週目

既往歴：左橈骨遠位端骨折

現状
- 病棟内での移動手段：車いす自走（要見守り）
- 基本的な ADL：立位で行う活動は、軽介助レベル

（※診断名や現状の ADL 情報は、心身機能や活動を考える手がかりにする）

図 6-2 　得られた情報の整理（検査測定結果を整理する）

検査測定結果（一部）

関節可動域検査（ROM 測定）　　初期評価

単位：度

		右	左
股関節	屈曲	90	125
	伸展	-10	15
膝関節	屈曲	135	140
	伸展	0	0
足関節	背屈（膝屈曲位）	10	15
	背屈（膝伸展位）	0	15

※備考：股関節回旋は、脱臼の危険性が高いため未実施

徒手筋力検査（MMT）		初期評価	
		右	左
股関節	屈曲	3	4
	伸展	2	3
	外転	2	未実施
膝関節	屈曲	3	4
	伸展	4	4
足関節	背屈	4	4
	底屈	2	3

※セルに色をつけた部分は、（思考の手順1）で健側と比較して機能低下がみられた部分。
※赤字部分は、（思考の手順4）で活動制限の原因となっていると思われる機能障害を抽出した部分。いわゆる問題
　点に相当する部分。
※機能低下のある部分が必ずしもすべて問題点になるとは限らないことが、ここからも理解できる。

思考の手順2：現在の「活動」を整理しよう！

　2番目のステップは、現状のADL評価や動作観察をもとに、「できている活動は何なのか（Positive因子）」と「制限されている活動は何なのか（Negative因子）」を整理することです。例えば、上記症例の場合、**図7**のように整理します。

図7　現状の活動を「できている活動」と「制限されている活動」に整理

現状のADL評価や動作観察の整理

できている活動（Positive）
- ポータブルトイレの使用は軽介助で可能
- 病棟内移動は、車いす駆動であれば自立
- 両上肢支持があれば立位可能

制限されている活動（Negative）
- 病棟内のトイレを使うことは難しい
- 病棟内移動で、車輪付きU字型歩行器を使用した歩行は難しい（実用レベルではない）
- 病棟内で手すり支持による階段昇降も難しい
- 片手支持では、立位保持不安定　など

　3 番目のステップは、〔思考の手順 1・2〕で整理した内容を踏まえて、「現在、制限されている活動のなかで、最も優先して改善させる必要のある活動は何か」を考えます。

　例えば、上記症例の場合、さまざまな検討を重ねた結果、病棟内でのトイレ移動や ADL の向上、さらには自宅復帰も見据えて、まずは、「車輪付き U 字型歩行器を使って病棟内歩行ができるようになること」が優先して着目すべき「活動」だとします（**図 8**）。

図 8　制限されている活動のなかで、優先して着目すべき「活動」の考え方

制限されている活動（Negative）
• 病棟内のトイレを使うことは難しい • 病棟内移動で、車輪付き U 字型歩行器を使用した歩行が難しい（実用レベルではない） • 病棟内で手すり支持による階段昇降も難しい • 片手支持では、立位保持不安定　など

最も改善が必要な活動は？（検討事項）
「車輪付き U 字型歩行器での歩行獲得」の優先度が高いと判断 • **なぜ、その活動の改善を最優先させるの？** 　⇒人工骨頭術後 2 週目で術側下肢への荷重が許可された段階。安全かつ実用性の高い歩行を獲得することで、病棟内の ADL を改善できるから。 • **その動作を改善することで実生活にどのようなメリットがあるの？** 　⇒日常生活での立位・歩行の機会が増え、下肢の支持性強化にもつながる。 • **歩行動作の獲得に最も適した歩行補助具は？** 　⇒上肢支持なしでの立位保持は不安定なので、常に上肢支持が得られる車輪付き U 字型歩行器が最適。

【移動能力の改善】
病棟内でのトイレ移動や ADL 全般の向上、自宅復帰を見据えて、まずは、車輪付き U 字型歩行器で病棟内歩行を可能にする必要がある！

最優先して改善する必要のある「活動」
車輪付き U 字型歩行器による移動に着目！

思考の手順4：優先して着目した「活動」が「困難な原因」を考える！

　4番目のステップは、〔思考の手順3〕で選定した「最も着目すべき活動」について、その活動が困難な原因を、検査測定結果（心身機能など）のなかから特定します。

　例えば、上記症例の場合、車輪付きU字型歩行器での**歩行動作**を分析し、現状の歩き方になる原因を心身機能面から探ります。分析のポイントは、**歩行が不安定になる局面**や、**不安定になる方向**に重点を置き、**正常から逸脱している動作**に着目することです。このポイントと、評価した心身機能とを照合していくと、何が原因で（どのような機能が不足していて）歩行動作を困難にしているのかが見えてきます（**図9**）

図9　着目した活動が困難な原因を心身機能面から探る

動作観察・分析
［検討内容］ 　**歩行器歩行の自立度が低いのは、何を見てそう考えたの？** 　⇒歩行速度が遅く実用性が低い。 　⇒全歩行周期を通して、右下肢の単脚支持時間が左下肢よりも短縮。 　⇒代償として、歩行器での右上肢支持の割合が大きい。

分析

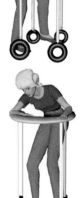

歩行周期	不安定な方向	観察される逸脱動作	逸脱動作の原因
右立脚終期 〜前遊脚期	後方	右股関節伸展が不十分 右骨盤が過度に後方回旋	右股関節伸展の可動域制限 右膝関節伸展の可動域制限 右足関節背屈の可動域制限 など
右立脚中期 〜後期	正中よりも右側へ重心移動した時に	右への骨盤水平移動が不十分	右股関節外転筋力の低下 など

基本動作障害と機能障害を関連付ける
［車輪付きU字歩行器での歩行自立度が低下している原因］ 右側の足関節背屈制限や、股関節伸展制限、股関節外転筋の筋力低下が関与している

思考の手順5：「主な活動の制限」と「関連する心身機能の制限」を結び付けて理論的に説明する！

アウトラインを決める最後のステップは、今までの思考過程で抽出されたことにつながりをもたせ、その関連性について、自分の考えを理論的に説明する過程です（**図 10**）。このステップまで来てはじめて、今までの手順 1～4 の思考が文章化できます。これが、いわゆる**「統合と解釈」**に記載する内容になります。ここまでくると、主眼となる問題点（心身機能レベル、活動レベル）が見えてきます。一連の流れを**図 11** にまとめます。

図 10　抽出された思考に関連性をもたせる

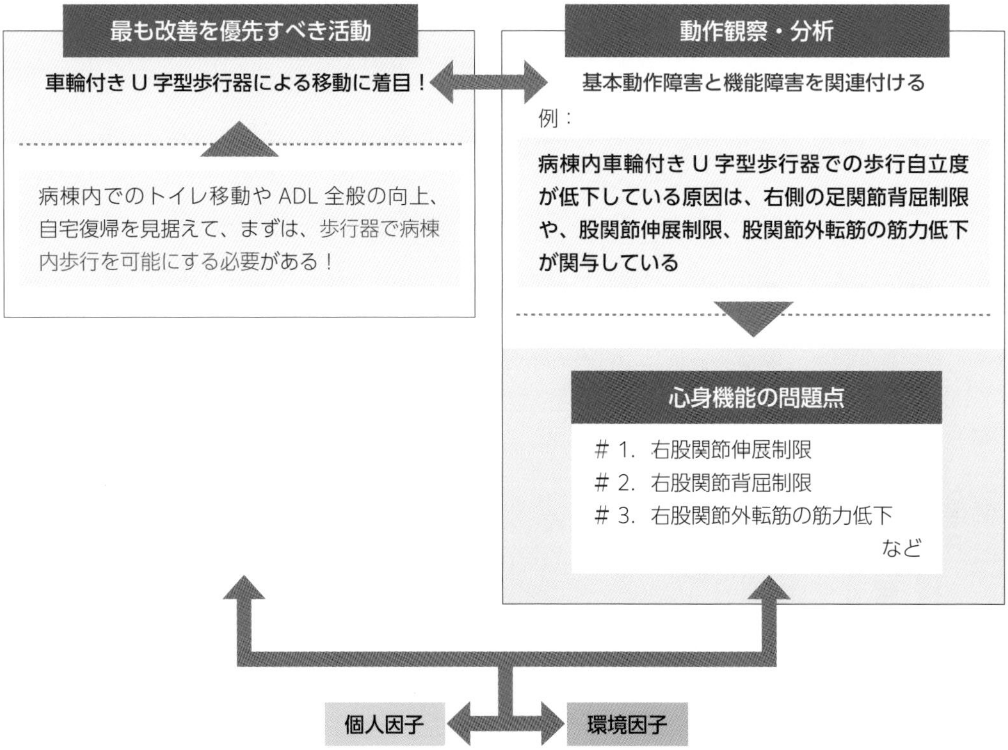

最も改善を優先すべき活動
車輪付き U 字型歩行器による移動に着目！
病棟内でのトイレ移動や ADL 全般の向上、自宅復帰を見据えて、まずは、歩行器で病棟内歩行を可能にする必要がある！
動作観察・分析
基本動作障害と機能障害を関連付ける
例：
病棟内車輪付き U 字型歩行器での歩行自立度が低下している原因は、右側の足関節背屈制限や、股関節伸展制限、股関節外転筋の筋力低下が関与している
心身機能の問題点
1. 右股関節伸展制限
2. 右股関節背屈制限
3. 右股関節外転筋の筋力低下
など
個人因子
環境因子

図 11　統合と解釈の思考手順

1　情報の整理

［症例像］

環境因子
- 息子家族と同居（支援者あり）
- 自宅がエレベーターなしの 3 階にある（下階は経営している店舗）

個人因子
- 80 歳代の女性（高齢）
- 趣味は店番

右大腿骨頸部骨折右人工骨頭置換術後 2 週目

既往歴：左橈骨遠位端骨折

現状
- 病棟内での移動手段：車いす自走（要見守り）
- 基本的な ADL：立位で行う活動は、軽介助レベル

現状の検査測定結果の整理

⬇

現状の ADL 評価や動作観察の整理

2　現在の「活動」の整理

できている活動（Positive）	制限されている活動（Negative）
• ポータブルトイレの使用は軽介助で可能 • 病棟内移動は、車いす駆動であれば自立 • 両上肢支持があれば立位可能	• 病棟内のトイレを使うことは難しい • 病棟内移動で、車輪付き U 字型歩行器を使用した歩行をすることが難しい（実用レベルではない） • 病棟内で手すり支持による階段昇降も難しい • 片手支持では、立位保持不安定　など

⬇

最も改善が必要な活動は？

3　最も改善が必要な「活動」を挙げる

病棟内でトイレに行くためにも、ADL 全般を向上させるためにも、自宅に帰るためにも、まずは、歩行器で病棟内歩行を可能にする必要がある！

⬇

その活動が難しい原因は？

4　原因を心身機能レベルで考える

- 股関節伸展の可動域制限
- 膝関節伸展の可動域制限
- 足関節背屈の可動域制限
- 股関節外転筋力の低下　　　など

⬇

この思考過程を理論的につなげて文章化！

5　着目した活動制限の原因となる機能障害を理論的に説明する

　上記1〜5の思考手順を経て、レポートのアウトラインが見えると、国際生活機能分類（ICF）の生活機能分類に区分することができ、症例の全体像がまとめやすくなります（**図12**）。

　〔思考の手順3〕で考えた「実生活の自立度を高めるために必要で、実現可能な活動」が短期目標（2〜3週間で達成できる目標）に掲げられます。そして、手順4〜5で考えた「その活動が困難な理由」が、心身機能の問題点に相当します。レポートやレジュメの構成は、「問題点」、「目標設定」の順ですが（**表2**−構成7・8）、思考の手順は、「明確な目標」を先に立て、それを達成するのに必要な「現時点での問題点」を挙げるという考え方になります。

図12　ICFに基づいた症例像

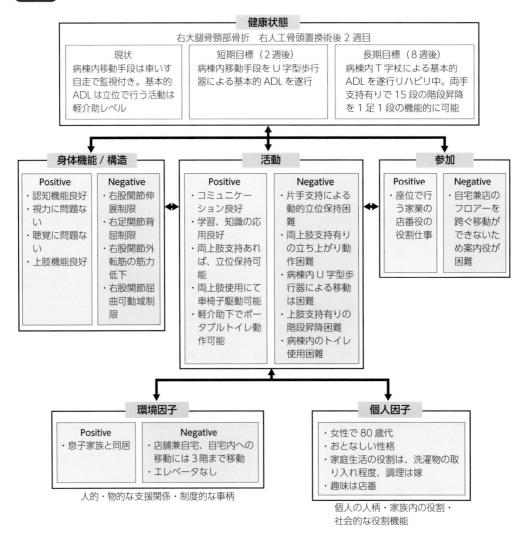

思考の手順7：治療プログラムの立案

　このように、順序立てた一連の思考を行うと、実生活での目標を達成するためには、抽出した問題点を解決することが必須で、その具体的な解決策が理学療法治療であることを理解できます。したがって、効果的な治療方法を導くためには、ここまでの論理的思考の手順を丁寧に踏む必要があるということをレポートやレジュメの経験を通して学んでください。

> ★レポートやレジュメを作成する際には、Microsoft Word、Excel を活用することが多いと思います。以下の設定方法について動画で説明しています。
>
> ▶ **3-4**　余白や文字数を設定する
>
> ▶ **3-5**　文書を二段組みに設定する
>
> ▶ **3-6**　Excel で作った表を Word に挿入する

（西守　隆）

文献

1) 山口美和：PT・OT のためのこれで安心コミュニケーション実践ガイド 第 2 版. 医学書院, 2016, pp104-105
2) Das A, et al：How to write of case report?. *Indian Dermatol Online J* **12** (5)：683-686, 2021

　Microsoft Word、Microsoft Excel は、米国 Microsoft Corporation の米国およびその他の国における登録商標です。

第4章　評価時の行動の仕方

1 ▶ 評価前に必要な事前準備について知っておこう

❶ 理学療法における評価とは

　臨床現場で活躍している理学療法士は、どのようにして効果的な理学療法を立案し、実践しているのでしょうか。

　理学療法の対象者の疾病や障害の程度、生活環境や生活様式はさまざまです。そのため、効果的な理学療法を提供するには、まず対象者の状態を的確に把握したうえで、予後を見据えて対象に適した目標設定を行い、そして、目標を達成するために解決が必要な問題点を抽出し、それに対する有効な治療方法を選択します。この一連の過程が**理学療法評価**です。適切な評価を行うために、必要な情報を収集する手段が**検査・測定**となります。

　効果的な理学療法の立案には、正確な検査・測定によって得られた情報が必要です。しかし、正確に検査・測定を行う技術や的確に理学療法評価を行う能力は一朝一夕で身につくものではありません。臨床現場で経験するからこそ得られる技術や知見も存在します。ここでは、臨床実習で評価をする際に必要な事前準備として、検査・測定に使用する器具の準備や、代表的な**関節可動域 (Range of Motion: ROM) 測定**と**徒手筋力検査 (Manual Muscle Testing: MMT)**を例に、実施に伴うチェック項目、スムーズに検査・測定を行うための**評価シート**について説明します。

❷ どのようなものを準備するか

1) 検査・測定で使用することの多い器具

　理学療法の検査・測定の多くは、専用の道具を使用します (**図 1**)。例えば、聴診法で血圧を測定するには、**血圧計**と**聴診器**が、脈拍や呼吸数を測定するには、時間を計るための**時計**や**ストップウォッチ**が必要です。いざ検査・測定を行おうとしたときに、必要な道具が手元にない、あるいは、どこに保管されているかわからない状態では、時間を無駄にしてしまいます。与えられた貴重な時間を有効活用するためには、事前に必要な物品を準備しておく必要があります。以下に、検査・測定を行う際に使用する頻度の高い器具と、その使用目的をまとめます。

図1 実習中に使用することの多い検査・測定器具

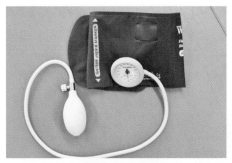

a アネロイド式血圧計

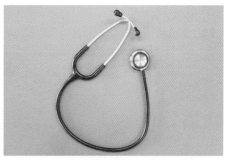

b 聴診器

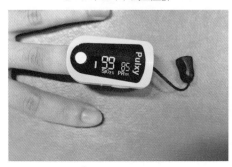

c パルスオキシメーター

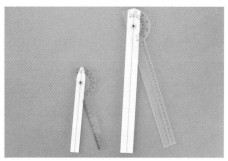

d ゴニオメーター

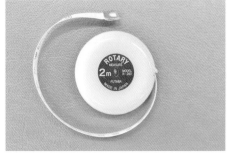

e メジャー

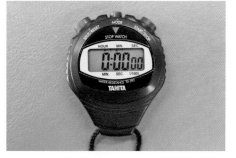

f ストップウォッチ

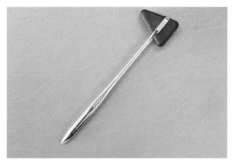

g 打腱器

［血圧計］

血圧測定に使用します。血圧計には、大きく分けて電子血圧計とアネロイド式血圧計があります。電子血圧計は簡便に測定が可能ですが、不整脈や低血圧などで測定精度が低下することがあります。アネロイド式血圧計では聴診器を使用しコロトコフ音を聴取することで血圧を測定します。正確に測定できますが、測定には技術を要します。（**図 1-a**）

［聴診器］

アネロイド式血圧計での血圧測定や、呼吸音や心音の聴取などに使用します。聴診器には膜型やベル型、その一体型などがあります。膜型は高音（コロトコフ音や呼吸音など）の聴取に適しており、ベル型は低音（コロトコフ音や過剰心音など）の聴取に適しています。首にかけていると、汚したり対象者にぶつけたりすることがあるので、持ち運ぶ際にはポケットなどに入れておくとよいでしょう。（**図 1-b**）

［パルスオキシメーター］

経皮的酸素飽和度（SpO_2）を測定するために使用します。赤血球中のヘモグロビンが酸素と結びついている割合が酸素飽和度であり、90％以下になると呼吸不全が疑われます。パルスオキシメーターは、簡単に装着・測定が可能であるため、臨床現場ではよく使用されています。（**図 1-c**）

［ゴニオメーター］

関節可動域を測定するために使用します。測定する関節の大きさに合わせて、使用するゴニオメーターの大きさも変えます。また、指用など特殊な形状をしたものもあります。関節可動域は実習中に測定することの多い代表的な項目となります。いつでも測定できるように、小型のプラスチック製ゴニオメーターを白衣のポケットなどに入れて持ち運ぶとよいでしょう。（**図 1-d**）

［メジャー］

四肢長や周計などの形態測定に加え、ファンクショナルリーチテスト（バランス検査の 1 つ）や歩幅など、距離を指標としたさまざまな検査・測定で使用します。ゴニオメーターと同様に、白衣のポケットなどに入れて持ち運ぶとよいでしょう。（**図 1-e**）

［ストップウォッチ］

片脚立位時間や歩行時間、Timed Up & Go test（歩行の安定性を評価するテスト）など、時間を指標とするさまざまな検査・測定で使用します。ストップウォッチは時計の機能も有しているため、時間管理のツールとしても活躍します。（**図 1-f**）

［打腱器］

深部腱反射や病的反射の検査で使用します。叩打する部位や打腱器の振り方が適切でないと上手く反射を誘発できないことがあります。適度な刺激を安定して与えられるよう練習をしましょう。（**図 1-g**）

2）実習施設の器具を使用する際の注意点

　検査・測定で使用する道具には、学生自身が持参するものと、実習施設から借りるものとがあります。学生が持参すべき物品は、実習開始前の電話連絡時に確認をし（第2章参照）、実習中はいつでも使えるように準備しておきましょう。また、実習施設の備品は、あらかじめ使用の許可を取り、保管されている場所、使用時の手続きや正しい使用方法、注意点を確認します。当然ながら、実習施設から借りるものなので、使用時は丁寧に扱い、使用後は正しい位置に戻しましょう。

3）検査・測定スケジュール

　事前に**検査・測定の計画（スケジュール）**を立てることも準備に含まれます。経験豊かな理学療法士と異なり、実習生がその場で適切な検査・測定項目を選択し、対象者の状態に配慮しながら正確に検査・測定を行うことは容易ではありません。多くの実習生は、目の前の検査・測定に精一杯で、周りに気を配る余裕がありません。そのため、実習指導者からあらかじめ検査・測定を行うことが伝えられているようなケースでは、事前に実施する検査・測定項目を選択し、その正しい測定方法を確認するとともに、どのような順序で実施するかを整理します。その際、検査・測定時に注意すべきことも確認しておくとよいでしょう（**表1**）。このような事前準備ができると、必要な検査・測定項目の抜けやもれが防げます。また、その場で考える負担が減り、検査・測定に専念しやすくなるので、測定の精度も高まります。心に余裕が生まれることで、対象者の状態や表情の変化も察知しやすくなり、安全管理にもつながります。実際の検査・測定場面ではスケジュール通りに進まないこともあり、臨機応変な対応も求められますが、綿密な検査・測定スケジュールは円滑な理学療法評価の実践に大いに役立つでしょう。

❸ ROM 測定と MMT のチェック項目

　ROM 測定と MMT は、実習生が経験することの多い代表的な検査・測定項目です。学内での実技練習とは異なり、臨床実習では実際の対象者を相手に検査・測定を実施しますので、安全かつ正確に実施するためのポイントを押さえておきましょう。以下に、測定前と測定中に分けてチェック項目を示します（**表2、3**）。チェック項目を意識した実技練習を学内での事前準備として行い、その手順を身につけておくことで、実際の場面でもスムーズに測定を実施できます。

表1 左変形性膝関節症例に対する検査・測定スケジュールの作成例（一部）

実施順序	検査・測定項目名	目的	使用する物品	実施方法・リスク管理・注意点	患者の体位	所要時間
1	視診	炎症症状のうち腫脹・発赤の状態を確認する。		患者に一声かけ、両膝を露出する。左・右膝の腫脹・発赤の状態を確認し、左右で比較する。	背臥位	2分
2	触診	炎症症状のうち熱感の有無を確認する。		視診後にそのまま実施する。左膝は圧痛が生じる可能性があるため、丁寧に触れる。左右で熱感の有無を比較する。	背臥位	1分
3	疼痛評価（NRS）	疼痛の有無、部位、程度、性状を確認する。		安静時と運動時における疼痛の有無をそれぞれ確認する。疼痛がある場合、その部位と程度、性状（どのような痛みか）を口頭で確認する。	背臥位	2分
4	膝関節屈曲ROM（右膝→左膝）	左膝関節の変形による運動障害の影響を確認する。	ゴニオメーター	ベッド上臥位で実施する。左膝関節運動時に痛みが生じる可能性があるため、愛護的にゆっくりと動かす。	背臥位	3分
5	膝関節伸展ROM（右膝→左膝）	左膝関節の変形による運動障害の影響を確認する。	ゴニオメーター	ベッド上臥位で実施する。左膝関節運動時に痛みが生じる可能性があるため、愛護的にゆっくりと動かす。	背臥位	3分

ROM：range of motion, NRS: numerical rating scale

表2 ROM 測定のチェック項目

ROM 測定前		
	チェック項目	ポイント
☐	ROM 測定を実施する目的が明確である	対象者に不要な負担をかけないためにも、なぜ ROM を測定する必要があるのかを明確にしたうえで測定します。
☐	カルテなどで必要な情報を収集した	安全に測定を行うためにも、対象者についての情報（疾患や障害、禁忌事項など）を事前に収集します。
☐	正しい測定方法を理解している	基本軸、移動軸、参考可動域、測定肢位および注意点を覚えておきます。
☐	測定の種類を決定した	ROM 測定は原則として他動運動で測定を行いますが、目的によっては自動運動で測定することも有用です。目的に合った方法を選択します。
☐	使用する物品を確認し準備した	測定する関節に合わせて、使用するゴニオメーターの大きさを選択し、スムーズに測定を開始できるように準備します。
ROM 測定中		
☐	対象者に挨拶、本人確認、体調確認、オリエンテーションを実施した	①自己紹介を行い、対象者の氏名を確認します。②本日の体調を確認し、測定の実施可否や測定結果への影響を判断します。③これから行う ROM 測定の目的と実施方法について説明を行い、同意を得ます。その際、対象者に伝わるように専門用語の使用は避けます。
☐	測定部位の視診、触診を行い、ランドマークを確認した	測定の対象となる関節の状態を確認するために、視診（関節の変形や腫れの程度、皮膚の状態などを観察）と触診（熱感の有無を確認）を行います。また、正確に軸を合わせるために測定の目印となるランドマークの位置を確認しておきます。
☐	他動運動時の関節運動の状態、可動範囲、疼痛の有無を確認した	実際に関節を他動的に動かし、関節の動き方や可動範囲、疼痛の有無を確認します。四肢を丁寧に保持し、愛護的に動かします。ROM 制限が認められる場合には、エンドフィールを確認しておくことで、その原因の追求に役立ちます。
☐	代償動作を防止した	ROM 測定では代償動作が発生すると正しい測定値が得られません。代償動作が生じた場合は、説明や固定の仕方を修正したうえで再度測定を実施します。
☐	基本軸、移動軸にゴニオメーターを正確に合わせた	確認したランドマークを目印にゴニオメーターを合わせます。軸がずれていないか、複数の方向から確認します。この時、ゴニオメーターを対象者に接触させることで、対象者の皮膚を傷つけないように注意します。
☐	ゴニオメーターの角度を読み取った	ROM 測定では 5°刻みで角度を読み取ります。その際、目線の位置を目盛りに合わせることで、目盛りが正確に読み取りやすくなります。角度の読み間違いに注意しましょう。
☐	愛護的に四肢を元の状態に戻した	測定を終えたあとは、元の状態に愛護的に戻します。測定が終わったことに安堵し、扱いが粗雑にならないように最後まで気をつけます。
☐	測定結果を対象者に伝えた	測定結果を対象者にわかるように伝えます。適宜、実習指導者へも報告します。

表3 MMT のチェック項目

	MMT 検査前	
	チェック項目	ポイント
☐	MMT を実施する目的が明確である	なぜ MMT を行うのか目的を明確にしたうえで検査に臨みましょう。
☐	カルテなどで必要な情報を収集した	安全に検査を行うため、対象者についての情報を事前に収集します。筋力は対象者の筋や神経の状態のみならず、栄養状態や精神面、心理面からも影響を受けます。対象者の状態を多面的に把握しておくことで、より正確に MMT の結果を解釈できます。
☐	正しい検査方法を理解している	MMT では検査を行う際の対象者の体位や抵抗を加える位置、段階付けの基準が細かく設定されています。再現性の高い検査を行うためにも、適切に実施する必要があります。

	MMT 検査中	
☐	対象者に挨拶、本人確認、体調確認、オリエンテーションを実施した	①自己紹介を行い、対象者の氏名を確認します。②本日の体調を確認し、検査の可否や検査結果への影響を判断します。③これから行う MMT の目的と実施方法について説明を行い、同意を得ます。対象者に伝わるように専門用語の使用は避け、口頭での説明が難しい場合は、検査者が運動を実演(デモンストレーション)するのも有効です。
☐	他動的関節可動域を確認した	MMT では、可動域全体にわたって運動が可能かどうかで判定を行います。そのため、検査を行う前に他動的関節可動域を確認する必要があります。関節運動時に痛みが発生しないか、異常な筋緊張が生じていないかも確認します。
☐	段階 3 を確認した	段階 3 では、対象者が定められた体位において重力に抗した運動を行います。可動域全体にわたって可能であれば十分と判定し、段階 4 と 5 の検査に移ります。可動域の一部しか運動ができなかった場合は不十分と判定し、段階 2 の検査に移ります。
☐	適切な位置に抵抗を加えた(段階 4・段階 5)	段階 4・5 では、検査者が手を使って抵抗(徒手抵抗)を加えます。対象者が検査者の最大の抵抗に負けなければ段階 5、最大の抵抗には負けてしまうものの、強度から中等度の抵抗には打ち勝てるのであれば段階 4、わずかな抵抗に負けてしまうのであれば段階 3 と判定します。徒手抵抗を加える位置が変わると、対象者にかかる抵抗の大きさが変わってしまうので、徒手抵抗は決められた位置に加えます。
☐	適切な肢位で段階 2 を実施した	段階 2 では、重力の影響を最小にした肢位で検査を行い、可能な可動域全体にわたって運動が可能であれば段階 2 と判定します。
☐	筋の収縮を触診で確認した(段階 1・段階 0)	検査中の対象者の筋を触診し、収縮が確認できれば段階 1、収縮が認められなければ段階 0 と判定します。
☐	検査を通して代償運動を防止した	実際の現場で MMT を実施する際、代償運動の見極めと抑制が重要になります。生じやすい代償運動を理解し、説明や固定を十分に行うことで代償運動の発生を抑制します。
☐	検査結果を対象者に伝えた	検査結果を対象者にわかるように伝えます。適宜、実習指導者へも報告します。

④ 各種評価に用いる評価シートの準備もしよう！

　検査・測定を行ったあとは、その結果を正確に記録します。そのためには、適宜、検査・測定中に素早く記録を行います。以下に紹介する代表的な 2 つの記録ツールの特徴を理解し、状況に応じて使い分けることで、より正確な情報を効率良く記録できるでしょう。

1）メモ帳

　メモ帳は、記憶しきれない情報を一時的に保管するためのツールです。

　メモ帳の利点は、持ち運びやすく、即座に自由記載ができる点です。必要な情報を書き留めたり、少量の検査・測定結果や、定型化しにくい動作観察の結果を記録したりする場合には、メモ帳の活用が向いています。

　一方、メモ帳の欠点には、記録量が多い場合、想像以上に記録に時間がかかる点が挙げられます。また、メモ帳に何が書いてあるか自分でも解読できないという残念な話も時折聞かれます（**図 2**）。

2）評価シート

　正確な情報をより簡便に記録できるツールの 1 つとして、**評価シート（検査・測定結果を記入するための用紙）**の活用が挙げられます（**表 4**）。あらかじめ評価シートを作成し、検査・測定時に使用します。

　評価シートの利点は、検査・測定中に結果のみを簡便に記入できる点です。特に、ROM 測定や MMT のように記録量が多いものや、感覚検査、反射検査のようにイラストがあった方が記録しやすいものは、評価シートが大きな効果を発揮します。この方法であれば、正確な情報を数秒足らずで記録が可能です。記憶が曖昧にならない範囲で、いくつかの結果をまとめて記入することもでき、効率的に検査・測定を進められます（**図 2**）。また、記録時間を短縮できると、検査・測定に集中でき、対象者の負担を減らせます。

　一方、評価シートの欠点は、あらかじめ準備が必要な点です。最近では、このような評価シートがインターネット上でも散見され、ダウンロードして利用できるものもあります。

　ただし、ROM 測定や MMT は実施方法が変更されており[1,2)]、評価シートに最新の内容が正しく反映されているか確認も必要です。自作をすることで知識の整理もできますので、一度は自作してみることをおすすめします。そして、評価シートが用意できたら、実際に実技練習で使ってみましょう。優れたツールであっても、使い手が使いこなせなければ真価を発揮することができません。実際に使ってみることで、自分なりの使い方が身につき、実習にも大いに役立つでしょう。

図2 検査・測定結果を記録する際のメモ帳と評価シートの比較

（例）「右股関節屈曲 120°」という結果を記録する場合

【メ　モ　帳】：人によっては 10 秒程度かかってしまい、急いで書くので
　　　　　　　　　何が書いてあるかわかりにくくなります。
【評価シート】：記入欄に「120」と書くだけですみ、結果も見やすくなります。

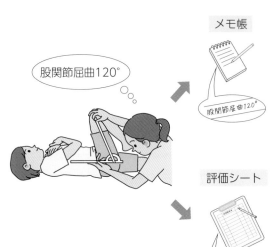

メモ帳

〈利点〉
- 持ち運びやすく、自由に記録できる
- 事前の準備が不要

〈欠点〉
- 測定項目（例：股関節屈曲）とその結果を記入する必要があるので、記録に時間がかかる
- どこに何が書いてあるかがわかりにくい

評価シート

〈利点〉
- 数値のみを記入すればよいのでスムーズに記録が可能である
- 結果の参照が容易である

〈欠点〉
- 事前の準備が必要である

表4 関節可動域測定（上肢・下肢・体幹）の評価シート

左		測定日	右	
年　月　日	年　月　日	測定日	年　月　日	年　月　日
他動（自動）	他動（自動）	運動方向（参考可動域）	他動（自動）	他動（自動）
		肩甲帯　屈曲（0-20°）		
		肩甲帯　伸展（0-20°）		
		肩甲帯　挙上（0-20°）		
		肩甲帯　下制（0-10°）		
		肩関節　屈曲（0-180°）		
		肩関節　伸展（0-50°）		
		肩関節　外転（0-180°）		
		肩関節　内転（0°）		
		肩関節　外旋（0-60°）		
		肩関節　内旋（0-80°）		
		肩関節　水平屈曲（0-135°）		
		肩関節　水平伸展（0-30°）		
		肘　屈曲（0-145°）		
		肘　伸展（0-5°）		
		前腕　回内（0-90°）		
		前腕　回外（0-90°）		
		手関節　屈曲/掌屈（0-90°）		
		手関節　伸展/背屈（0-70°）		
		手関節　橈屈（0-25°）		
		手関節　尺屈（0-55°）		
		股関節　屈曲（0-125°）		
		股関節　伸展（0-15°）		
		股関節　外転（0-45°）		
		股関節　内転（0-20°）		
		股関節　外旋（0-45°）		
		股関節　内旋（0-45°）		
		膝　屈曲（0-130°）		
		膝　伸展（0°）		
		足関節・足部　外転（0-10°）		
		足関節・足部　内転（0-20°）		
		足関節・足部　背屈（0-20°）		
		足関節・足部　底屈（0-45°）		
		足関節・足部　内がえし（0-30°）		
		足関節・足部　外がえし（0-20°）		
		頸部　屈曲（0-60°）		
		頸部　伸展（0-50°）		
		頸部　回旋（0-60°）		
		頸部　側屈（0-50°）		
		胸腰部　屈曲（0-45°）		
		胸腰部　伸展（0-30°）		
		胸腰部　回旋（0-40°）		
		胸腰部　側屈（0-50°）		

（秋月千典）

実際の検査と学内での実技練習とのギャップを知っておこう

❶ 検査の最初にすべきこと（視診、触診）

理学療法評価では、ROM測定やMMTなどの詳細な検査を行う前に、視診や触診により大まかに全体を把握する必要があります。視診・触診とは、患部あるいは全体を目で見て、触って、異常な状態がないかを確認することをいいます。視診、触診を行うことでさまざまな情報が得られ、後に必要な検査項目が、より明確になります。以下に具体的な手法を紹介します。

1）視診

視診では、患部の腫脹や皮膚異常、脚長差の有無について大まかに目で見て確認します。これらを健側と患側で比較し、状況を把握しておくと、後の詳細な検査に役立ちます。

例えば、視診で右膝関節に腫脹を認めた場合、「右膝は動かしたら痛みがあるかもしれない」というリスク管理の発想につながり、疼痛検査に先駆けた情報源にもなります。また、「もしかしたら周径や膝関節の可動域にも左右差があるかもしれない」といった予測にもつながります。

2）触診

触診により患部の熱感や冷感の有無などの確認ができます。触診を行う際には、まず目的を説明し、身体に触れることへの同意を得ます。患部やランドマークの触診は疼痛を伴う場合があるため、愛護的に行いましょう。

例えば、触診により熱感が認められた場合、「炎症が起きている」ことが理解できます。それをもとに「血液検査データを確認しよう」というリスク管理にもつながります（**動画4-1**）。実際の症例では、服装や体形（肥満など）により触診が行いにくい場合があります。特に下肢のランドマークは難しいため、以下を参考にしてください。

- ・上前腸骨棘：腸骨稜前方の最も突出した部位。ベルトをする高さに位置しています。
- ・大転子　　：股関節を外転位で内旋、外旋することで大転子がわかりやすくなります。上前腸骨棘の拳1つ分くらい下の高さに位置しています。
- ・膝関節裂隙：膝蓋骨の下縁に膝関節の裂隙が位置します。膝関節を90°程度に屈曲すると膝蓋骨の左右にある滑車溝を触診しやすいため、そこから裂隙をさがしやすくなります。

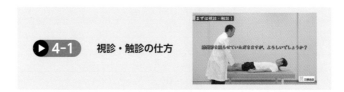

▶4-1　視診・触診の仕方

❷ 実際の形態測定（大腿周径測定）はこんなにも行いにくい！

1) 関節の変形がある場合

　股関節・膝関節に伸展制限がある場合、背臥位になると、股関節・膝関節が屈曲位となり、膝関節がベッドから浮いた状態になってしまいます（**図3**）。そうなると、接地している面積が小さいので、筋緊張が高まり力が抜けなくなります。したがって、膝下にクッションを入れて接地面積を広く保つことで、力が抜けやすくなり、大腿周径を正確に測定できます（**動画4-2**）。

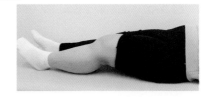

図3　股関節・膝関節伸展制限のある症例

　また、クッションの活用方法にも注意しましょう。例えば、股関節や膝関節の拘縮により左右の姿勢が異なる場合、左右同じ条件にそろえてから測定します。さらに経時的な変化を評価する場合にも、前回と同じ条件で測定します。したがって、検査時には条件を記しておく必要があります。

　実際に条件をそろえた場合とそろえない場合で棘果長がどのように変化するかについて動画を参照しましょう。（**動画4-3**）

2) 肌を直接露出できない場合

　大腿周径は皮膚を直接測定するのが原則です。ズボン等の影響で皮膚を露出できない場合は、ハーフパンツに着替えてもらい測定を行いましょう。リハ室には、このような場合に備えてハーフパンツを用意していることがあるので、スタッフに尋ねてみるとよいでしょう。また、バスタオルで骨盤・大腿近位部を覆い隠して測定する場合もあります（**図4**）。ただ

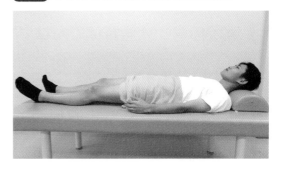

図4　バスタオルを用いての大腿周径測定

し、どうしてもハーフパンツに着替えるのが困難な場合や、ハーフパンツを着用したくないという場合もあります。肌を露出できないときは、なるべく服を密着させて測定を行いましょう。（**動画4-4**）

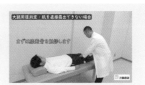

> ▶4-2　大腿周径測定：関節変形がある場合
> ▶4-3　大腿周径測定：経時的な変化を評価する場合
> ▶4-4　大腿周径測定：肌を露出できない場合

　大腿周径を測定するために肌を露出後、膝蓋骨上縁から上前腸骨棘までメジャーを伸ばし、膝蓋骨上縁、膝蓋骨上縁から 5 cm、10 cm、15 cm と**水性のボールペン**で目印をつけていきます（**図 5-a**）。測定終了後には、目印を水もしくはアルコールを含ませた脱脂綿で拭き、必ず消し取りましょう。ボールペンで目印をつける際には、事前に患者へ、皮膚にボールペンで直接目印をつけることや、測定終了後には水もしくはアルコールで皮膚の目印を消す旨を説明し了承を得ましょう。患者によってはアルコールにより皮膚がかぶれてしまうことがあるため注意が必要です。そのほか、目印に**シールを使用する方法**もあります（**図 5-b**）。

図 5 ボールペン（a）、シール（b）による大腿周径測定のランドマーク

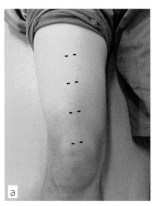
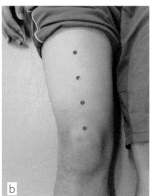

❸ 実際の ROM 測定はこんなにも行いにくい！

1) 関節変形が影響して測定しにくい場合

　膝関節の重度な変形や胸椎後弯変形などがこれに該当します。例えば、胸椎後弯が強い症例（**図 6**）の「肩関節外転可動域」を測定する場合、肩関節の外転に伴い、前額面から矢状面に（つまり屈曲方向に）運動が変化しやすくなります。このような場合、まず胸椎を伸展させることで姿勢の修正を図りますが、実際の症例では変形のため姿勢の修正が困難なことがあります。つまり、胸椎後弯姿勢での測定を余儀なくされるため、肩関節外転可動域を測定するためには、しっかりと前額面上で肩関節を外転させる必要があります。（**動画 4-5**）

図 6 胸椎後弯のつよい症例

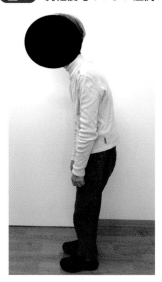

2) 疼痛の影響

疼痛がある部位の関節可動域を測定する場合、最終域で保持したまま、測定に時間がかかると、疼痛を増悪させるリスクがあります。必ず事前に問診や疼痛評価で、「どのような動作で疼痛が出現するのか」や「運動時の疼痛の程度」などを確認し、影響を及ぼしそうな関節可動域を測定するときは、最終域での保持時間をなるべく短くします。

❹ 実際の MMT はこんなにも判断に困る！

実際の MMT では、関節の可動域制限を伴うと、結果の診断に困ることがあります。例えば、肩関節外転可動域が他動運動で 90°未満である症例（**図7**）では、自動運動でも肩関節が 90°未満となります。この場合、MMT で「2」以下であると判断しますが、同時に最大肩関節外転角度（90°未満の肢位）で抵抗をかけ、抵抗に抗することができるかも評価をします。最大の抵抗に抗することができれば「2（5）」と記載します。そして、注意書きとして、検査をした肩関節外転角度を記録しておきます。単純に、肩関節外転可動域が 90°以下であれば、MMT で「2」以下と判断する場合もあります。このように、MMT は順序尺度であり検査者の主観が含まれるため、判断結果が検査者によって異なる

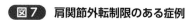
図7 肩関節外転制限のある症例

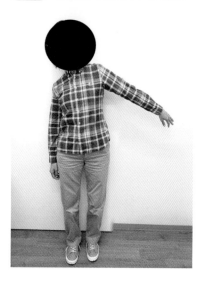

こともあります。評価の判断に迷った場合は、実習指導者に確認をしながら行うとよいでしょう（**動画 4-6**）。

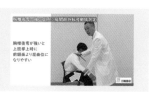

▶ **4-5** こんなにも行いにくい ROM 測定

▶ **4-6** こんなにも判断に困る MMT

（上田泰之）

文献

1) 日本リハビリテーション医学会，他：関節可動域表示ならびに測定法改訂について（2022 年 4 月改訂）. *Jpn J Rehabil Med* **58**：1188-1200, 2021
2) Avers D, Brown M（著），津山直一，他（訳）：新・徒手筋力検査法 原著第 10 版. 協同医書出版社，2020

実践編

実習先を、医療分野・介護保険分野・福祉分野・発展性のある分野 に分けて紹介しています。
実習先が決まったら、何をどう調べておけばよいのか。また、その実習分野で出くわすことの多い症例と、どのように向き合えばよいのか。
学生が不安に思う、リスク管理や検査項目の選定のポイント、学生の盲点である見学のポイントなどを、実際の臨床現場を例に理学療法士の目線から丁寧に解説しています。
臨床現場で撮影した動画も多数収録しています。動画とともに現場をイメージしながら読んでみましょう。

第5章 急性期病院での症例への向き合い方 − ①大学病院

1 大学病院の特性

❶ 病院の概要

　急性期の入院医療とは、疾病や外傷など急性発症した疾患や慢性疾患の急性増悪の治療を目的とし、一定の安定状態に改善するまで、医師・看護師・リハビリテーション専門職員等が中心となって行う医療を指します[1,2]。急性期病院では、高齢の入院患者が増加しており[1]、今後も緊急度かつ重症度の高い高齢者が増加することが明白です。

　一方、近年の医療機能の分化[※1]により、高度急性期病院における在院日数は年々短縮しており、平均で12〜13日です。それに伴い、入院中におけるリハビリテーションの介入期間も短縮傾向にあります。そのため、リハビリテーションの実施も全身状態が不安定な時期からICU（集中治療室）やベッドサイド、病棟にて行うことが増加しています。

　特に大学病院は、高度医療の提供のみならず、教育・研究・臨床という3つの柱で成り立っています。新たな治療を開発・実装する社会的使命があり、希少疾患や指定難病に対する診療も多くあります。さらに医療者の育成という観点から学生や研修医、研修生も多く在籍し、日々、知識のアップデートが欠かせません。そのため、若手の研究者や医療者向けの、勉強会やセミナーが多いことも特徴です。

❷ どのような症例を対象とすることが多いか

　ある大学病院を例にリハビリテーションの概要を**表1**に示します。（**動画5-1**）

　高度急性期病院では、対象となる疾患は多種多様であり、病院の規模によってもさまざまです。リハビリテーションの算定区分としても脳血管、運動器、呼吸器、心大血管、がん、廃用症候群など幅広く、難病患者やリンパ浮腫など多様な疾患への対応が求められます。

　どの施設にも共通することとして、発症早期で侵襲度の高い治療や手術をともなうため、不安定な病状への対応が必須です。そのため、治療内容を十分に把握し、迅速かつ適切なリスク管理を行ったうえで、リハビリテーションを行うことが強く求められます。近年は重複疾患を有する患者も増加しており、心不全を有する運動器疾患、がんの既往をもつ脳血管疾患など横断的な知識や対応が必要です。

※1　個々の医療機関のもつ専門性に合わせて、病床の機能分化、および病院内の連携を推進すること。

表1 リハビリテーションの概要

概要	詳細
リハビリテーション施設基準	脳血管疾患等リハビリテーション料（Ⅰ） 運動器リハビリテーション料（Ⅰ） 呼吸器リハビリテーション料（Ⅰ） 心大血管疾患リハビリテーション料（Ⅰ） 廃用症候群リハビリテーション料（Ⅰ） がん患者リハビリテーション料
リハビリテーションの対象 となる主な診療科	整形外科、循環器内科、心臓血管外科、 呼吸器外科、脳神経外科の順に多い
スタッフ人数（PT／OT／ST）	PT 20 名／OT 5 名／ST 4 名　計 39 名 （2022 年 12 月現在）

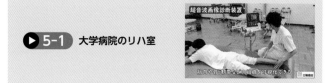

▶ 5-1　大学病院のリハ室

　急性期病院の 90％以上は、**診断群分類別包括評価制度**（Diagnosis Procedure Combination：DPC）という制度を利用しています。これは、主要診断名による患者分類手法であり、患者を特定できないように集計し、医療機関ごとに厚生労働省のホームページで一般公開しています。DPC 公開データを可視化されたホームページ[3] もあり、これを基に実習施設の患者背景、その病院に特徴的な疾患や手術などを事前に学習することもできます。急性期病院へ実習に行く際には、活用してみるとよいでしょう。

❸ 実習における 1 日のスケジュール

　急性期病院では、病棟専属の療法士制度や、各専門性に特化したチーム制（脳卒中ケアユニットチーム、呼吸ケアサポートチーム、がんリハビリテーションチーム、心臓リハビリテーションチーム、小児リハビリテーションチーム、ICU チームなど）を構成することが多く、そのチームごとに医師や看護師、薬剤師などの多職種でのカンファレンスなどを行っています。そのため、実習では各チームに帯同する形で治療の見学や、チームカンファレンスへの参加、場合によっては手術の見学などを行います。臨床実習（長期実習）の流れの一例を**図 1** に示します。

図1 大学病院での長期実習の流れ（8週の例）

	月	火	水	木	金	土	日
第1週	オリエンテーション 1症例目 見学・担当 整形外科チーム		地域支援カン ファレンス参加	検査・測定・ 治療の参加	整形外科手術 見学		
第2週		院内急変シミュ レーション参加			（1症例目 評価まとめ）		
第3週	2症例目 見学・担当 心臓リハチーム			検査・測定・ 治療の参加	ICU回診参加		
第4週		NSTカンファ レンス参加	心臓リハカン ファレンス見学	栄養指導見学	（2症例目 評価まとめ） 中間学生評価		
第5週	3症例目 見学・担当 神経リハチーム		排尿ケアチーム 回診見学	検査・測定・ 治療の参加	糖尿病教室見学		
第6週		脳卒中ケア ユニット見学	英文抄読会発表	呼吸ケアチーム 回診見学	（3症例目 評価まとめ）		
第7週	4症例目 見学・担当 がんリハチーム		緩和ケアチーム	検査・測定・ 治療の参加	クリーンルーム 見学		
第8週		小児ICU見学		（4症例目まとめ） （症例レポート） （最終評価発表）	最終学生評価 振り返り		

この分野の魅力

◆ リハビリテーションのメリットとリスク管理の絶妙なバランスを取りながら！

急性期病院で接する患者は、介入当初は全身状態も安定せず、最初は「リハビリテーションどころではない」と言う人がほとんどです。そのような患者に対して、適切なリスク管理のうえで、「ここまでであれば運動できる」、「離床しても大丈夫」という詳細な評価をしながら、最大限の回復を目指してリハビリテーションを実施します。リハビリテーションを行うメリットとリスク管理の絶妙なバランスを取りながら安全にリハビリテーションを実施することは、急性期病院の療法士として腕の見せどころです。

◆ 早期退院、社会復帰を支援できたとき！

積極的なリハビリテーションの結果、合併症の予防や、ADL 回復の促進につながり、早期退院や社会復帰できた患者の姿を見ることも急性期病院で働く療法士冥利に尽きます。

◆ 多職種のなかで理学療法士の存在価値を見いだせる！

治療や手術は日進月歩で進化していきますので、療法士としての知識や技術のアップデートが欠かせません。また、医師や看護師、薬剤師、管理栄養士といった多職種の中で理学療法士の存在価値を確立していくことが重要です。それは、患者にとっても大きなメリットになります。

実習生の失敗談から学ぼう！

◆ 尻込みは、しっかりとした事前準備でカバーしよう！

急性期病院で初めて実習をする学生は、重症な患者の点滴やドレーンなど、留置物の多さに驚きます。最初はどうしても「触ってもよいのかな？」、「もう少し落ち着いてからのほうが……」と尻込みしてしまいます。しかし、安静臥床によって引き起こされる骨格筋や呼吸・循環系への弊害は深刻で、医原性の寝たきりやフレイル、サルコペニアを助長しかねません。

実習指導者とともに情報収集をしっかり行い、病態把握を深めておくと、何をどこまでしてよいか理解が深まり、自信を持った評価、治療につながります。また、多職種を含めたコミュニケーションの取り方を学ぶことで、病態把握がよりスムーズにできるでしょう。それにより、各専門職の考え方も理解でき、理学療法士としての病院内や社会的な位置づけを知る貴重な経験が得られます。

第 5 章 ▼ 急性期病院での症例への向き合い方─①大学病院

2 ▶ 大学病院での症例から学ぼう

　以下の症例を通して、リスク管理や見学する際の視点、検査項目の選定の仕方について、どのように考えるかを学びましょう。

症例 A　急性心不全

基本情報：83歳女性

診断名：急性心不全

現病歴：某日朝、庭いじりをしてから呼吸苦が出現した。安静で経過を見るも改善なく、夜も呼吸苦のため寝られなかった。背部痛を伴う咳嗽、会話での息切れも出現した。さらに食欲不振や嘔吐も認めたために、翌朝当院へ救急車にて緊急搬送となり、急性心不全の診断（クリニカルシナリオ[※2]1）で緊急入院となった。

身体所見：意識清明、BP184/102、心拍数105（心房細動）、経皮的酸素飽和度91%（室内空気下）、ノーリア・スティーブンソン分類[※3]：wet/warm、下腿浮腫著明、頸静脈怒張（＋）

併存疾患：僧帽弁閉鎖不全症、高血圧、脂質異常症、心房細動、陳旧性脳梗塞、変形性膝関節症

治療経過：酸素吸入と利尿剤投与（静注）により、翌日には症状がやや軽減。入院翌日より理学療法（心臓リハビリテーション）開始

MEMO　心不全とは、こんな疾患

　心不全は「心臓が悪いために、息切れやむくみが起こり、だんだん悪くなり、生命を縮める病気」と定義されています。つまり、入退院を繰り返し、徐々に悪化していきます。再増悪を防ぐ観点で、身体機能やADL以外にも、家族背景や社会資源の導入の有無、経済状況など多面的な評価、介入が求められます。

　心不全と長期的に付き合っていく方法や日々のモニタリング、運動療法の重要性について教育し、心不全の増悪関連因子の改善や管理方法の習得を促す必要があります。

※2　Clinical Scenarios：CS。急性心不全の初期病態評価に用いる、収縮期血圧に注目した分類。

※3　Nohria-Stevenson分類。心不全の病態評価に用いる指標。うっ血所見の有無（wet/dry）および低灌流所見の有無（warm/cold）に基づいて分類する。

① 実習の際に知っておくべきリスク管理 （動画 5-2）

　症例 A は、心不全の増悪で緊急入院となったケースです。リスク管理、リハビリテーション開始の原則として、急性期治療による血行動態改善（低灌流・うっ血※4 改善）が得られているか、循環作動薬減量に伴う血行動態の増悪はないかをまずは確認します。そのうえでリスクを層別化し、離床プログラムや運動処方を行うなかで、運動時のモニタリングや異常な心血管反応がないかを確認します。離床プログラムは日本心臓リハビリテーション学会の心不全の心臓リハビリテーション標準プログラムに準拠して行います[4]。

　療法士が実施可能な心不全に関するモニタリングは多岐にわたります。血圧や脈拍などのバイタルサインはもちろんのこと、体重、浮腫、呼吸困難感や倦怠感などの自覚症状、更には睡眠状況、食欲や食事摂取量などの問診が非常に重要となります。特に高齢者では、心不全症状の常態化による慣れや、加齢に伴う感覚神経の受容体の障害などが影響し、症状を大幅に過小評価する傾向があります[5]。自覚症状に乏しく、多様な症状がみられます。したがって、自覚症状のみに頼るのではなく、詳細な**フィジカル・アセスメント**（**図2**）が求められます。フィジカル・アセスメントで評価する**ノーリア・スティーブンソン分類**は理学療法が開始できるかどうかや治療経過判定にも有用です（**図2**）。

図2　心不全の分類とフィジカル・アセスメント

ノーリア・スティーブンソン分類	フィジカル・アセスメント

フィジカル・アセスメント
問診、視診、聴診、触診、打診

低灌流所見	うっ血所見
脈圧減少	起座呼吸
四肢冷感	頸静脈圧怒張
チアノーゼ	ラ音の聴取
倦怠感	四肢浮腫
PPP＜25%	体重増加
傾眠傾向	
収縮期血圧 90mmHg以下	

ノーリア・スティーブンソン分類：
Warm / Cold（縦軸：低灌流所見の有無）、Dry / Wet（横軸：うっ血の有無）

- Warm Dry
- Warm Wet
- Cold Dry
- Cold Wet

PPP：Proportional Pulse Pressure ＝（収縮期血圧－拡張期血圧）/収縮期血圧

▶ 5-2　心不全のリスク管理

※4　低灌流：心臓の機能低下により十分な血液が送り出せない状態。
　　うっ血：血流の障害により血液が滞っている状態。

❷ 見学のポイント

1) ベッドサイドでの問診のみで気付く症状も多い！ ▶内部疾患特有

　まずはベッドサイドに行くことになります。その際の問診や症状の確認は非常に重要です。「夜、眠れていますか」「食事はとれていますか」という質問が、心不全症状を聴取するのに重要な知見となることを考慮して、患者と接する必要があります（**動画 5-3**）。

　肺うっ血（肺に血液がたまった状態）が残存している患者の場合、聴診や胸部 X 線での判断だけでなく、少し会話をするだけで息が上がることも多くみられます。心不全患者の肺うっ血や呼吸困難は夜間就寝時に起こることが多く（**発作性夜間呼吸困難**）、睡眠がとれていないということは、心不全症状が残存していることを意味している場合もあります（**動画 5-3**）。またベッドサイドに訪室した際、臥位を取っている体勢にも注意します。肺うっ血がある患者の場合、ベッドを起こしたり、座位を取ったりしていないと呼吸苦が出現する**起座呼吸**（臥位になると呼吸困難が強くなり、上半身を起こすと軽減する状態）が見られます。また肺うっ血が進行している患者は前かがみになると呼吸困難を呈する**前屈位呼吸苦（ベンドプネア）**と呼ばれる症状もあります。これは肺静脈楔入圧[※5]の上昇を意味し、「靴は自分で履けますか」という簡単なベッドサイドの問診から確認できます。このように患者に触れる前から問診のみで気付けるポイントも多く、臨床実習の見学の際にも注目して観察すると病態理解につながります。

2) 心電図モニターやパルスオキシメーターは、ココに着目しよう！ ▶内部疾患特有

　心不全患者では心電図モニターやパルスオキシメーターによる監視下で運動療法を行うことが一般的です。心電図モニターでは、心拍数や不整脈の有無、心室性の期外収縮が頻発していないか、新たな不整脈がないかを確認します。また、運動療法中の酸素飽和度（SpO$_2$）の推移の評価も重要で、体位変換時の SpO$_2$の反応も肺うっ血の判断の一助となります（**動画 5-2**）。

3) 経時的な全身の変化も重要な手がかりに！ ▶内部疾患特有

　見学を行ううえでは、経時的な変化の把握も重要です。ある一時点での評価では見えないことが、経時的にフィジカル・アセスメントを行うことで見えてくることも多々あります。例えば、運動負荷をかけると安静時は見られない頸静脈怒張[※6]が確認できる症例も散見されます。また、運動負荷により末梢の冷感が出現する、昨日よりも下腿の浮腫が目立つ、など運動前後での変化や日ごとの変化などを把握することが、運動負荷を考慮するうえで重要な手立てとなります（**動画 5-2**）。

※5　肺動脈毛細血管の静水圧。左心房圧の指標。
※6　頸静脈が張っている状態。右心房圧の指標。

4) 実習指導者の意図を確認しよう！ ▶分野共通

　見学の際、実習生自身が考えた「●●だろう」、「●●の評価をしているのであろう」という考えが、実習指導者の意図と一致するとは限りません。一見するとわかりにくい内部疾患患者の場合、臨床思考の過程や仮説は実習指導者からの説明を聞き、実習生自身で考えて、再度聞くという流れを経ないと理解が難しいのが現状です。したがって、実習指導者の意図を確認し、自分の考えとの照合をするように心がけましょう。

5) 実習指導者が行っている説明や指導内容・その手法なども学びの宝庫！ ▶分野共通

　患者や家族に対して、実習指導者が行っている説明や指導も病態を知るうえで重要です。療法士だけでなく、医師や薬剤師、看護師など多職種の指導も見学し、患者とのかかわり方を知ることが、患者の病態把握に役立ちます。

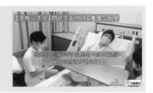

▶5-3　問診から気づくこと

❸ 症例に適した検査項目の選定の仕方

　症例Aの検査項目の選定は、「心血管疾患におけるリハビリテーションに関するガイドライン」[6]に沿って行います。フレイル（加齢により運動機能や認知機能が低下した状態）やサルコペニア（加齢による筋肉量の減少および筋力の低下）を合併した心不全は、死亡や再入院のリスクが高くなることから[7]、筋量・筋力の評価や、下肢機能の総合評価は重要です。また、運動耐容能評価やバランス機能評価が推奨されています（**表2**）。ADLやIADLの評価、ならびに現在の身体活動量の評価も必要です。

　身体機能の評価のみならず、全体像を理解し、患者指導、心不全の自己管理を教育するうえで、全身状態の評価や生活環境、精神・心理面での評価も必要です。高齢の心不全患者では、認知機能の低下も高頻度でみられます。このような症例では心不全の自己管理能力や、服薬アドヒアランス（患者が治療方針を理解し治療法を積極的に守ること）も低下します。したがって、認知機能評価も必須となります。また、腎臓病、糖尿病などの併存疾患の評価や栄養状態の評価も必要です。

表2 心不全患者の評価

筋力・筋量の評価	膝伸展筋力 握力 サルコペニア（握力・筋機能・筋量）
身体機能	SPPB（Short Physical Performance battery） 歩行速度 Timed Up and Go test（TUG） 片脚立位時間 身体活動量（歩数） ADL/IADL
運動耐容能評価	6分間歩行テスト 運動負荷試験（cardiopulmonary exercise test：CPX）
フレイル	Cardiovascular Health Study（CHS）によるフレイルの診断基準 厚生労働省基本チェックリスト
栄養状態	MNA-SF, GLIM, CONUT, GNRI
認知機能	MMSE, MoCA-J
抑うつ	HADS, PHQ-9

MNA-SF：Mini Nutritional Assessment-Short Form, GLIM：Global Leadership Initiative on Malnutrition, CONUT：controlling nutritional status, GNRI：Geriatric Nutritional Risk Index, MMSE：Mini-Mental State Examination, MoCA-J：Japanese version of the Montreal Cognitive Assessment, HADS：Hospital Anxiety and Depression Scale, PHQ-9：Patient Health Questionnaire-9.

 ## 実習生へのメッセージ～筆者が大切にしていること～

◆ チーム医療の中で専門性を発揮する

　急性期病院に入院中、ADLが低下してしまう症例を入院関連機能障害（Hospital associated disability：HAD）といい、このHADを起こさないようにする介入が求められます[8]。ひとたびHADが起きてしまうと社会復帰が困難となるばかりか、再入院やその後の生命予後にも直結します[9]。そのため、入院前のADLの確認と早期離床プログラムをいかにスムーズに行えるかが重要となります。

　急性期病院での関わりは非常に短期間となる一方、入院中の患者指導や教育が患者の予後を大きく左右します。したがって、単に離床や運動療法を行うのみならず、病態や患者特性を理解し、かつ患者の理解力も踏まえたうえで、運動処方や日常生活活動の指導を行う必要があります。このような関わりを療法士だけでなく、多職種で行うことで患者の行動変容を促します。またチームのメンバーで課題を解決するという責任感を持った対応が必要となります。

（小川真人）

第5章

急性期病院での症例への
向き合い方－②総合病院

---

1 総合病院の特性

① 病院の概要

　地域の急性期総合病院は、多様な診療科と豊富な病床数をもち、広範な医療ニーズに対応します。地域のクリニックや専門医療機関と連携し、地域の中心的な医療を担っています。

　筆者の勤務する病院は、高度急性期病院に位置づけられた地域の基幹病院です。全国で4か所しかない特定感染症指定医療機関でもあり、大阪府泉州救命救急センターや泉州広域母子医療センター、災害拠点病院、大阪府がん拠点病院など、広域で提供すべき政策医療を担っています。当院の病床数は388床で、27種類の診療科をもち、EICU（Emergency Intensive Care Unit：救急集中治療室）、CCU（Cardiac Care Unit：循環器疾患集中治療室）、SCU（Stroke Care Unit：脳卒中集中治療室）、NICU（Neonatal Intensive Care Unit：新生児集中治療管理室）を備えています。

② リハビリテーションの概要 （動画5-4）

　当院のリハビリテーション施設基準（p.18参照）、対象となる主な診療科とスタッフの人数を**表3**に示します。

表3 リハビリの概要

概要	詳細
リハビリテーション施設基準	脳血管疾患等リハビリテーション料（Ⅰ） 運動器リハビリテーション料（Ⅰ） 呼吸器リハビリテーション料（Ⅰ） 心大血管疾患リハビリテーション料（Ⅰ） 廃用症候群リハビリテーション料（Ⅰ） がん患者リハビリテーション料
リハビリテーションの対象となる主な診療科	救命診療科、脳神経外科、整形外科、循環器の順に多い（**図3**）
スタッフ人数（PT／OT／ST）	PT26名／OT12名／ST6名　計44名（2022年8月現在）

▶ **5-4** 総合病院のリハ室

特に近年、リハビリテーションの対象は多岐にわたり、外科や血液内科などのがん患者に対するリハビリテーションの需要が高まっています（**図3**）。多くの疾病や障害に対応するために、リハビリテーション部門を領域別のチームで構成し、それぞれ専門性を高める体制として整備しています。

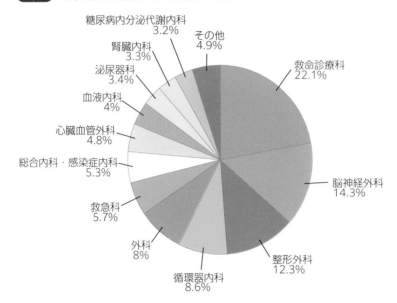

図3 理学療法の対象となる診療科の割合

- 糖尿病内分泌代謝内科 3.2%
- 腎臓内科 3.3%
- 泌尿器科 3.4%
- 血液内科 4%
- 心臓血管外科 4.8%
- 総合内科・感染症内科 5.3%
- 救急科 5.7%
- 外科 8%
- 循環器内科 8.6%
- その他 4.9%
- 救命診療科 22.1%
- 脳神経外科 14.3%
- 整形外科 12.3%

❸ 実習における1日のスケジュール

　午前中は、リハビリテーションの対象となる主な診療科のチーム（整形外科、中枢、救命救急、循環器）のいずれかに配属され、実習生もチームの一員として診療に参加する「診療参加型実習」を遂行しています。それぞれのチームの理学療法を一定期間見学して回ることで、複数の領域を経験できます。午後は、実習指導者に同行して担当症例の評価や理学療法を行い、一症例について学習を深めます。15時以降は自習時間とし、復習やデイリーノート・レポートの作成、疑問点や思考を整理してフィードバックを受ける時間に充てています（**図4**）。

❹ どのような症例を対象とすることが多いか

　急性期の総合病院における実習では、見学を含めて多岐にわたる疾患を経験します。見学では、**整形外科疾患**や**中枢神経疾患**をはじめ、循環器疾患では**心筋梗塞**や**心不全**などの症例、救命救急領域では交通事故などによる**外傷**や**重症肺炎**などで搬送される症例等を経験します。また、がん領域では臓器別でがんの治療方法が異なるため（外科的治療、化学療法、放射線療法）、各種がんステージでの理学療法の関わり方の違いを経験します。実習生が担当することの多い症例と主な経験内容を**表4**に示します。

図4 実習生の 1 日のスケジュール

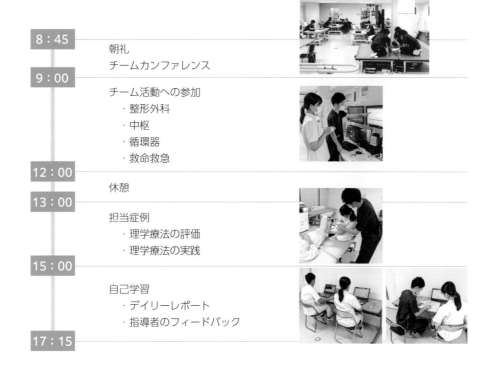

8:45	朝礼 チームカンファレンス
9:00	チーム活動への参加 ・整形外科 ・中枢 ・循環器 ・救命救急
12:00	休憩
13:00	担当症例 ・理学療法の評価 ・理学療法の実践
15:00	自己学習 ・デイリーレポート ・指導者のフィードバック
17:15	

表4 実習生が担当することの多い症例と経験する内容

対象となる診療科	症例	経験する内容
脳神経外科	急性期の脳卒中症例	・病態把握 ・リスク管理 　（例：疾患によって血圧管理の方法も異なる） ・評価 ・運動麻痺の回復過程に沿った理学療法　など
整形外科	人工股関節置換術後の症例 人工膝関節置換術後の症例 　　　　　　　　　　　　など	・周術期の生体応答 ・脱臼肢位などのリスク管理 ・評価、急性期の運動器理学療法 ・手術後の段階的な運動機能の回復過程 ・手術後の日常生活動作の獲得過程　など

この分野の魅力

◆ 多職種連携

　急性期医療では、医師、看護師、薬剤師、管理栄養士、臨床工学技士、放射線技師などの多職種連携が密に行われ、リハビリテーションもチームで関わることがたくさんあります。例えば、人工呼吸管理下での離床場面では、理学療法士とともに医師、看護師、臨床工学技士が各種の医療機器管理や安全確保のために協働します。このような関わりは、職種を超えて人のつながりを構築でき、阿吽（あうん）の呼吸で治療を行うような「チーム感」は醍醐味といえるでしょう。

◆ 急性期病院でのリスク管理の重要性

　特に急性期の脳卒中症例における病態把握とリスク管理は重要です。例えば、脳出血の再出血リスクや脳梗塞の拡大リスクがあるケースでは、血圧管理の方法（許容上限血圧、服薬など）も異なります。心原性脳塞栓では、心機能や心内血栓の有無の確認、それに準じた柔軟な離床の対応など、医師の見解とともに判断します。このようなリスク管理を行うことで、症例個別の課題に取り組め、治療を前に進めることができます。このことに充実感や深い職業価値を感じます。

 ## 実習生の失敗談から学ぼう！

◆ 知ったかぶりは、もったいない！

　学生が学校で身につけた知識や技術は、すんなり臨床現場で応用できるとは限りません。しばしば認識のズレや、臨床現場での活用方法の違いがあります。それは決して恥ずかしいことではありませんが、実習指導者は一つひとつ学生に確認をしながら、気づきや学びを深めるように導いています。ところが、わからないことを上手く伝えられない、専門用語が飛び交うなか、知ったかぶりで済ませようとする、といった学生もいます。せっかくの急性期病院での臨床実習を有意義にするためにも、わからないことは自ら調べたり、実習指導者に口頭またはデイリーノートのなかで質問をしたり、自分の考えが適切かを確認したりすることが大切です。

2 総合病院での症例から学ぼう

以下の症例を通して、リスク管理や見学する際の視点、検査項目の選定の仕方について、どのように考えるかを学びましょう。

症例 B THA 術後

基本情報：68 歳男性　身長 168cm　体重 68kg　BMI 24.1

診断名：右変形性股関節症

手術名：人工股関節全置換術（Total Hip Arthroplasty：THA）

手術侵襲方法：後方侵入アプローチ

現病歴：3 年前から長距離の歩行時に右股関節が痛くなりはじめ、近医を受診。近医では、鎮痛薬が処方され、定期的に内服していたが、右股関節痛の増悪と夜間時痛が出現。歩き始めの跛行が増強してきたため、手術目的で当院へ入院。

既往歴：高血圧、僧帽弁狭窄症

手術前情報：

- 手術前の日常生活はすべて自立
- 現在は妻と二人暮らし
- 長女が近所に住み、週に 2 回程度は自宅に来られる
- 家屋は一軒家。主に一階が居住スペース
- 階段昇降は手すりを支持しながら実施
- 外出時は、自転車を利用して約 1 km 先のスーパーマーケットまで移動
- 趣味活動は、卓球サークルへ週 3 回参加

❶ 実習の際に知っておくべきリスク管理

人工股関節全置換術の術式は、後方侵入アプローチ（posterior approach）と前方侵入アプローチ（direct anterior approach）に大別されます。それぞれの手術侵襲方法には利点と欠点があり、侵襲方法によって必要なリスク管理は異なります[10〜15]（**図 5**）。前方侵入アプローチの場合、手術侵襲で筋を切離することはなく、術後の脱臼肢位は股関節伸展、外旋の複合運動となります。実際には、術後の脱臼リスクが低いため、手術侵襲方法に前方アプローチを選択することも多くなっていますが、患者の体格や術前の活動量を踏まえて医師が総合的に判断して侵襲方法を決定します。

症例 B のように後方侵入アプローチの場合、術後の脱臼肢位は股関節の屈曲・内転・内旋の複合運動および過屈曲の運動方向です。また、手術の際、中殿筋の後方から侵入し、大殿筋を縦切するように侵襲するため、切離筋の筋力低下が生じやすくなります。

図5 人工股関節全置換術の手術侵襲方法の違いによる特徴

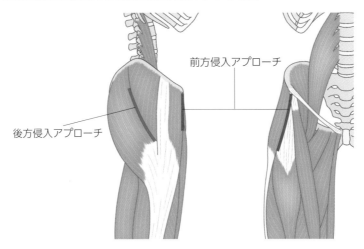

前方侵入アプローチ

後方侵入アプローチ

	前方侵入アプローチ	後方侵入アプローチ
脱臼肢位	伸展・外旋・内転	屈曲・内転・内旋 過屈曲
神経障害	大腿皮神経に多い	坐骨神経に多い
利点	筋間侵入のため術後の筋力の回復が早い 脱臼リスクが低い	高度の骨変形や伸展可動域制限がある場合も手術が可能
欠点	高度の肥満や骨変形がある場合は手術が難しい	股関節外旋筋、外転筋、伸展筋の筋力の回復が遅い 他の術式と比較すると脱臼しやすい

② 見学のポイント

　THA術後のリハビリテーションは、各施設のクリニカルパスに則り、術後翌日には理学療法を開始します。見学のポイントは、「リスク管理」と「理学療法」の2つに大別されます。

1）リスク管理面の見学のポイント

［ポジショニングの配慮］

　症例Bの術後の脱臼肢位は、股関節屈曲、内転、内旋の複合運動と過屈曲の運動方向であり、脱臼予防として三角枕やクッションを用いて下肢のポジショニングを行います。見学では、理学療法士が行うポジショニングの手法や、ベッドから起き上がる際、脱臼肢位にならないように、どのように介助や声かけをしているか、その手法に注目するとよいでしょう。

[血圧、疼痛、合併症管理]

　術後の疼痛管理方法には、鎮痛薬を内服する以外に、後根神経節に向かう一次感覚ニューロンをブロックする**末梢神経ブロック**、脊髄視床路や後根神経節からの二次感覚ニューロンを抑制する**硬膜外ブロック**があります[16]。それらを使用している場合は、下肢の運動麻痺や感覚障害が出現していないかを確認します。

　人工関節術後の理学療法場面で注意すべき**合併症**の一つに**深部静脈血栓症（DVT）**があります。DVT が発生すると、下肢に腫脹や疼痛が生じ、血栓が剥がれて血液に流れていくと肺塞栓（PE）を発症します。DVT の代表的な理学所見は**ホーマンズ兆候（足関節背屈時の腓腹部の疼痛）**であり、理学療法場面で確認します。（**動画 5-5**）

　手術後の離床場面では、**起立性低血圧**を生じることがあります。臥床状態からベッド上端座位へ移行した際に血圧測定を行います。また、起立性低血圧に伴う意識の遠のき、ふらつき、めまい、錯乱、霧視などの自覚症状が出現していないかを確認します。起立性低血圧は「立位をとった際に生じる過度の血圧低下であり、定義は 20mmHg を上回る収縮期血圧の低下、10mmHg を上回る拡張期血圧の低下、またはその両方である」とされていますが[17]、端座位にも適応できると考えてよいでしょう。また、**症例 B** の既往歴には僧帽弁狭窄症があり、手術後の離床場面（特に初回離床）では心電図モニター（第Ⅱ誘導心電図）を装着し、循環動態を確認しながら離床します。（**動画 5-6**）

　THA 術後、病棟内での移動手段の獲得は、車椅子での移動、歩行器での歩行、そして杖歩行、可能であれば独歩の獲得を目指します。それぞれの動作時には、転倒のリスク管理が必要です。通常は、看護師の見守りのもとで病棟移動が可能となり、その移動状況が安定していれば「自立」と判断して、患者自身で移動することを許可します。認知症を有する患者やそれが疑わしい患者には、トイレや自室の位置が把握できているかの確認や動線の工夫も必要です。

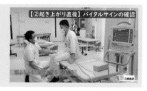

▶ **5-5**　THA 術後の疼痛および合併症管理
▶ **5-6**　THA 術後の離床時

2）理学療法における見学のポイント　（**動画 5-7**）

　THA 術後の股関節機能不全に対する理学療法場面では、代償運動を抑制する方法に着目して見学するとよいでしょう。THA 術後の関節可動域制限や筋力低下に対する理学療法では、しばしば脊椎の代償運動が生じやすくなります[18, 19]。**症例 B** では、股関節外転筋力の低下を補うために、腰椎の側屈運動が生じやすく、股関節屈曲の可動域制限においては、代償として骨盤後傾、腰椎の屈曲運動が出現しています。見学では、これらの代償運動を理学療法士がど

のように抑制して理学療法を施行しているか、理学療法士が操作する部位や方法、患者の姿勢保持に対する工夫などに着目します。動作の特徴を把握したうえで、理学療法治療として、運動の種類（開放運動連鎖と閉鎖運動連鎖）や運動強度の設定方法、福祉用具の選定の仕方などを考えることが重要です。

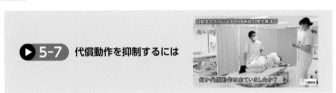

❸ 症例に適した検査項目の選定の仕方

　理学療法評価には、**トップダウン評価**[※7]と**ボトムアップ評価**[※8]があります。THA 術後の症例は、手術後に初めて行う動作が多く、動作観察から検査項目を抽出する**トップダウン評価**のみでは有効な検査項目は抽出できません。THA の手術特性や侵襲方法による切離筋の影響を推測し、予想される機能障害の有無やその程度を評価して把握することが必要であるため、**ボトムアップ評価**を併用します。

　症例 B では、THA の手術侵襲が後方侵入アプローチであるため、深層外旋六筋や大殿筋、中殿筋の一部が切離されていると予想し、実際に手術記録を診療録（カルテ）で確認します。そのうえで、切離筋の筋力低下の程度を MMT で評価します。また、術創部周囲を主とした疼痛は、VAS（Visual Analogue Scale）や NRS（Numerical Rating Scale）を用いて疼痛の程度を評価します[20, 21]。疼痛の評価には、疼痛の強さや部位の把握に加えて、どのような動きで疼痛が発生するのか（疼痛の再現性）、どのような動きや肢位で疼痛が減少するのか（疼痛の回避）の特徴を捉えます。疼痛の再現性と回避の特徴を把握することで、疼痛に関与する力学的負荷（メカニカルストレス）を推測し、疼痛の種類（収縮時痛、伸張痛など）を把握します。その他にも、手術前後での術側下肢長（棘果長）の変化量や両下肢の脚長差を把握するために、手術前後での脚長差を検査しておくことも大切です。

※ 7　情報収集した内容から症例に必要な「活動レベルの問題」を先に特定し、関連する動作を観察。動作を困難にしている機能レベルの予測を立てたうえで、関連する検査測定を行い整理する過程。

※ 8　カルテや問診により収集した一般情報や、医学的情報、社会的情報を基に、疾患に関連する検査測定を一通り実施し、その結果から問題を明らかにする過程。

PTは症例のココを重視して全体像を捉えている！

◆ 術前からの所見か、手術の影響による所見かの見極め

　THAが適応となる疾患の多くは変形性股関節症です。関節の変性が進行し、歩行時に疼痛が生じやすくなり、手術前からしばしば**トレンデレンブルグ徴候**[9]や**デュシャンヌ徴候**[10]を認めることがあります。また、代償的に生じる脊椎の側弯や疼痛の出現、膝関節や足関節の変形やアライメント異常など、**隣接関節の機能異常**もよく見受けられます。これらを把握しておくことで、手術後の理学療法において手術侵襲に起因する機能異常か、手術前から有していた問題かを整理しやすくなります。

◆ 症例に適した目標設定─将来像を見据えたうえで全体像を捉える

　THA症例のHopeは明確で、到達目標の難易度が高いことが多いです。したがって、**日常生活動作の獲得**と同時に**応用動作の獲得**も視野に入れた**目標設定**が必要です。症例Bの場合、「自転車に乗って買い物に行くこと」や「卓球サークルへの参加」がそれにあたります。自転車に乗るための股関節の関節可動域や筋力、バランス機能の獲得とそのリスク管理が必要となります。また、卓球を行うには歩行のように身体の前方移動ではなく、左右への身体移動が求められ、より素早い動作の獲得や転倒のリスク管理が必要となります。

　このようにTHA術後の理学療法には、手術侵襲に伴う股関節の機能不全に対する局所的なアプローチのみならず、手術前から保有している因子や隣接関節の機能不全などの全身的な把握と、手術後に獲得すべき動作や将来的に必要となる長期的な目標を捉えて全体像を把握することが大切です。

（大野直紀）

※9　股関節外転筋群の筋力低下により、歩行の初期接地から荷重応答期において、骨盤を水平に保つことができず、遊脚側へ骨盤が傾斜する現象。

※10　股関節外転筋群の筋力低下により、股関節外転筋群に加わる張力が減るように、あらかじめ体幹を支脚側へ側屈させる現象。

文献

1) 厚生労働省：令和 2 年患者調査の概況．https://www.mhlw.go.jp/toukei/saikin/hw/kanja/20/index.html（参照 2023 年 9 月 23 日）

2) 厚生労働省：第 24 回社会保障審議会医療部会資料．https://www.mhlw.go.jp/stf/shingi/2r9852000001wrcw.html（参照 2023 年 9 月 23 日）

3) 石川ベンジャミン光一．DPC データ等のオープンデータに基づく可視化資料．https://public.tableau.com/profile/kbishikawa#!/（参照 2023 年 9 月 23 日）

4) Izawa H, et al：Standard Cardiac Rehabilitation Program for Heart Failure. *Circ J* **83**：2394-2398, 2019.

5) Riegel B, et al：Symptom recognition in elders with heart failure. *J Nurs Scholarsh* **42**：92-100, 2010.

6) 牧田　茂，他（監），日本循環器学会（編）：2021 年改訂版心血管疾患におけるリハビリテーションに関するガイドライン．2021.

7) Uchmanowicz I, et al：Frailty and the risk of all-cause mortality and hospitalization in chronic heart failure: a meta-analysis. *ESC Heart Fail* **7**：3427-3437, 2020.

8) Ogawa M, et al：Hospital-associated disability and hospitalization costs for acute heart failure stratified by body mass index- insight from the JROAD/JROAD-DPC database. *Int J Cardiol* **367**：38-44, 2022.

9) Saitoh M, et al：Prognostic impact of hospital-acquired disability in elderly patients with heart failure. *ESC Heart Fail* **8**, 1767-1774, 2021.

10) 松野丈夫：人工股関節全置換術．松野丈夫，他（総編）：標準整形外科学 第 12 版．医学書院，2014，pp647-653

11) 永渕輝佳，他：人工股関節全置換術後早期の機能回復に関する進入法別比較．*Jpn J Rehabil Med* **54**：56-66, 2017

12) Sirtori P, et al：Comparison of early functional outcomes between two different surgical approaches for total hip arthroplasty. *J Biol Regul Homeost Agents* **32**：89-96, 2018

13) Vicar AJ, et al：A comparison of the anterolateral, transtrochanteric, and posterior surgical approaches in primary total hip arthroplasty. *Clin Orthop Relat Res* **188**：152-159, 1984

14) 三浦陽子，他：仰臥位前方進入法（DAA）における将来性とピットフォール．日本整形外科学会雑誌 **96**（4）：223-228，2022

15) 河野俊介，他：人工股関節全置換術後腓骨（坐骨）神経麻痺合併症例の検討．整形外科と災害外科 **63**：722-723，2014

16) 日本ペインクリニック学会・日本麻酔科学会・日本区域麻酔学会 合同ガイドライン作成ワーキンググループ：大腿神経ブロック．抗血栓療法中の区域麻酔・神経ブロックガイドライン．真興交易，2016

17) 平山恵造：自律神経機能検査．廣瀬源二郎，他（編）：臨床神経内科学 改訂 5 版．南山堂，2006，p722

18) 市橋則明：股関節の運動学．市橋則明（編）：身体運動学．メジカルビュー社，2017，p184-218

19) Neumann DA（原著）：股関節．嶋田智明，他（監訳）：筋骨格系のキネシオロジー 原著第 2 版．医歯薬出版株式会社，2012，pp512-568

20) Magee DJ：腰椎．陶山哲夫（監訳）：運動器リハビリテーションの機能評価 II 原著第 4 版．エルゼビア・ジャパン，2006，p50-80

21) 田崎義昭：病歴の取り方．坂井文彦，他（改訂）：ベッドサイドの神経の診かた 改訂 17 版．南山堂，2013，p6-7

第6章 回復期病院での症例への向き合い方

---

1 ▶ 回復期病院の特性

　回復期病院とは、病気の急性期治療後に、多くの専門職がチームを組んで患者の自宅復帰を目的に集中的なリハビリテーションを行う施設です。

　筆者の勤務する病院は、地方都市に位置する2次救急病院[※1]です。24時間体制の救急医療に取り組み、脳疾患の治療をはじめとした13診療科で診療を行っています。病床数は、高度治療病床[※2]8床、回復期リハビリテーション病床[※3]45床を含む191床を有し、在宅医療までのシームレスな医療を行い、病気の診断・治療から社会復帰までを一つの流れとした医療を実践しています。

❶ リハビリテーションの概要（動画6-1）

　当院のリハビリテーション科の概要を**表1**に示します（**図1**）。発症早期から社会復帰を目指すリハビリテーションを実施しています。退院後も訪問リハや外来での通院リハで生活を支援しています。

表1 リハビリテーションの概要

概要	詳細
リハビリテーション施設基準	心大血管疾患リハビリテーション料（Ⅰ） 脳血管疾患等リハビリテーション料（Ⅰ） 廃用症候群リハビリテーション料（Ⅰ） 運動器リハビリテーション料（Ⅰ） 呼吸器リハビリテーション料（Ⅰ）
スタッフ人数（PT／OT／ST）	PT 35名／OT 24名／ST 7名　計66名 365日体制で治療を実施（2022年10月現在）
リハビリテーション機器等	免荷式トレッドミル 足圧分布計測機能付きトレッドミル ロボット装具（製品名：バイオニックレッグ、AlterG社製）

※1　手術や入院が必要な重症患者に対して、24時間体制で受け入れを行う医療機関。都道府県ごとに作成される医療計画に基づき、救急指定病院は「1次救急」「2次救急」「3次救急」3段階の医療体制にわかれている。

※2　術後患者や重症化リスクのある患者に対して、高度で専門的な治療を行う病床のこと。集中治療室（ICU）と一般病床の中間にあたる。

※3　脳血管疾患または大腿骨頸部骨折などの急性期治療後に、家庭復帰や社会復帰を目指して集中的なリハビリテーションを実施する病床。疾患ごとに入院できる期間が定められている。

図1 リハ室の風景

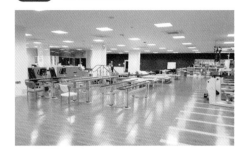
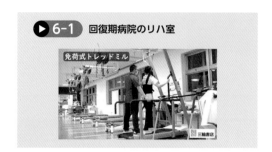

▶6-1　回復期病院のリハ室

免荷式トレッドミル

❷ 実習における1日のスケジュール（表2）

　回復期リハビリテーション病棟での実習の特徴は、病棟スタッフとの合同ミーティングや家族と主治医面談への同席、医師の病棟回診への参加など、病棟スタッフや家族と関わる機会が多いことが挙げられます。また回復期リハビリテーション病棟では、患者1人に対して集中的なリハビリテーション（PT・OT・ST合わせて1日に最大3時間超）を行うため、1人の患者に関わる時間も長くなる特徴があります。

表2　実習における1日のスケジュールの例

8：30	科内ミーティング 病棟スタッフとの合同ミーティング
9：00	本日の予定確認 前日のフィードバック 患者情報の収集（カルテ確認等）
9：20	治療見学 治療補助
11：50	午前中のフィードバック、掃除
12：00	昼休み
13：00	治療見学 治療補助
15：00	カンファレンス見学 主治医と家族の面談への同席 病棟回診同行 装具診察見学　など
16：00	記録
16：30	本日のフィードバック
17：00	帰宅

❸ どのような症例を対象とすることが多いか

　全国の回復期リハビリテーション病棟において、入院患者の疾患割合は「脳血管系」44.7％、「整形外科系」45.4％、「廃用症候群」8.0％であり、「脳血管系」と「整形外科系」の患者が多い傾向です[1]。
　当院では、「脳血管系」80.6％、「整形外科系」18.7％で、脳血管疾患の患者を担当する機会が多いです（**図2**）。回復期リハビリテーション病棟の入院対象は、疾患により入院期間が定められてお

図2 当院回復期リハビリテーション病棟における疾患比率

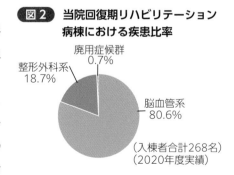

廃用症候群 0.7％
整形外科系 18.7％
脳血管系 80.6％
（入棟者合計268名）
（2020年度実績）

り[2]、最長で180日間の長期的な回復経過を見ることができます（**表3**）。

　回復期リハビリテーション病棟をもつ病院によっても、疾患の比率は異なります。実習前にどのような疾患が多いかをリサーチしておくとよいでしょう。

表3 回復期リハビリテーションの対象と入院基準[2]

回復期リハビリテーションを要する状態	最大入院期間
脳血管疾患、脊髄損傷、頭部外傷、くも膜下出血のシャント手術後、脳腫瘍、脳炎、急性脳症、脊髄炎、多発性神経炎、多発性硬化症、腕神経叢損傷等の発症後若しくは手術後の状態又は義肢装着訓練を要する状態	150日
高次脳機能障害を伴った重症脳血管障害、重度の頸髄損傷及び頭部外傷を含む多部位外傷	180日
大腿骨、骨盤、脊椎、股関節若しくは膝関節の骨折又は二肢以上の多発骨折の発症後又は手術後の状態	90日
外科手術又は肺炎等の治療時の安静により廃用症候群を有しており、手術後又は発症後の状態	90日
大腿骨、骨盤、脊椎、股関節又は膝関節の神経、筋又は靱帯損傷後の状態	60日
股関節又は膝関節の置換術後の状態	90日
急性心筋梗塞、狭心症発症その他急性発症した心大血管疾患又は手術後の状態	90日

 ## この分野の魅力

◆ 1人の患者に関わる時間が長い！

　回復期リハビリテーション病棟の入院期間は一般病棟に比べて長く、全国平均で67.3日です[1]。数カ月にわたり、社会復帰を目指して集中的なリハビリテーションを行っていると、さまざまな課題に直面することもあります。そんな中で、社会復帰に向けて一つひとつ患者の「できるようになった」瞬間を共有できることは、回復期に携わる理学療法士にとって醍醐味といえます。

◆ 退院後の生活をイメージしながら、個々に寄り添う支援ができる！

　単なる機能訓練に終始せず、最終的には患者の生活背景に応じて、「退院後にこんな生活をしたい！」という思いに寄り添う必要があります。そのため、退院後の生活を想定したリハビリテーションを病棟内生活の中で実践していきます。患者の背景も、望む生活スタイルも千差万別で、退院後の生活イメージにもマニュアルはありません。試行錯誤しながら工夫を凝らし、個々に適した社会復帰を支援できることは、回復期ならではのやりがいと責任を強く感じます。

◆ 患者の社会復帰に向けて、多職種チームの素晴らしさを実感できる！

　社会復帰には多角的な支援が必要で、家族、PT、OT、ST、病棟スタッフ、医師、社会福祉士、管理栄養士、薬剤師、歯科衛生士などがチームで患者と関わります。専門性の異なる職種同士で意見を深め合い、共通目標に向かって協力することは、チームの一体感を高め、チーム医療を体現できる瞬間です。その中で、理学療法士の専門性を発揮できるのも醍醐味の一つです。

実習生の失敗談から学ぼう！

◆ 時間厳守

「いつもの時間にリハ室に来てくださいね」と、患者に時間を伝えた実習生Aさん。実習にも慣れてきた頃、その日は患者の歩行介助について実習指導者から助言を受ける予定でした。しかし、時間になってもAさんは現れず、結局20分遅れてやってきました。患者は次の予定（検査など）があり、その日の歩行介助の指導はキャンセルになりました。Aさんは「少し遅れただけだから大丈夫」と思っていたようですが、社会人として時間を守ることは必須です。遅れそうな場合は関係者に事前に連絡や相談をするなど、周囲への配慮も大切です。

◆ 過剰な"お世話"

患者の訴えを素早く読み取り、患者が意思表示する前に先回りして介助できる実習生Bさん。あるとき、患者に元気がないので話を傾聴してみると、「自分が何もできなくて恥ずかしい」と悩んでいました。実習生の先回りした過剰な介助が、患者の自尊心を傷つける結果となっていたのです。この患者は病棟内ADLが「移乗見守り」となったばかりで、時間をかけて見守ることや訴えを傾聴することが必要なケースでした。我々の役割は"お世話"ではなく、"自立支援"であることを改めて感じたエピソードです。

2　回復期病院での症例から学ぼう

　以下の症例を通して、リスク管理や見学の視点、検査項目の選定の仕方について、どのように考えるかを学びましょう。

症例 C　左被殻出血による右片麻痺、失語症

基本情報：50 歳代女性

診断名：左被殻出血（右片麻痺、失語症）

現病歴：被殻出血を発症し、20 日間市内救急病院で保存加療後に当院回復期病棟へ転入院となった。当院に入院時は、意識障害が見られず、車椅子移乗に介助を要する状態。現在、発症から 60 日（当院入院から 40 日）が経過している。

既往歴：高血圧症、糖尿病

病前 ADL：ADL 自立

社会的情報：主婦　夫、長男との 3 人暮らし

　　　　　　パート勤務（医療機器販売会社に事務職員として 30 年間勤める。6 時間/日、4 日/週勤務、自宅から 10 分の徒歩通勤。主な仕事内容は商品発注やパソコン操作、電話対応など）

本人の希望：今まで通り家事が一通りできるようになりたい

　　　　　　仕事復帰については自身の回復状況をみて検討したい

その他：退院時期は未定。患者本人と家族は長期入院による集中的なリハビリテーションを希望している。

理学療法評価の概要：

● 意識　GCS（Glasgow Coma Scale）：E4V5M6

　　　　JCS（Japan Coma Scale）：0

● コミュニケーション　軽度運動性失語（時間をかければ言語での意思疎通が可能）

● 運動機能　BRS（Brunnstrom Recovery Stage）：上肢Ⅳ　手指Ⅳ　下肢Ⅳ

　　　　　　FMA（Fugl Meyer Assessment）：下肢運動機能 25/34 点

● 基本動作　起居動作：自立　車椅子移乗：自立

● 歩行　軽介助（T 字杖歩行、プラスチック AFO 使用）

　　　　FAC（Functional Ambulation Categories）：2（介助歩行）

● ADL　FIM（Functional Independence Measure）：103/126 点（運動項目：75/91 点、認知項目：28/35 点）

① 実習の際に知っておくべきリスク管理 （動画6-2）

1) バイタルサインの確認

　回復期病院の患者は、急性期病院に比べると急変や原疾患の悪化といったリスクが低くなります。しかし、脈拍や呼吸、体温、血圧、意識レベルといった基本的なバイタルサインは必ず計測できるようにしておきましょう。

　その他、脳血管疾患の回復期で比較的多い急変として、けいれん発作や低血糖発作があります。このような発作に遭遇した場合は、①周囲に助けを呼ぶこと、②患者の安全を確保すること、この2点を最優先して行動しましょう。

2) 転倒

　病棟内で移乗動作が自立している**症例C**においても、場面ごとにどのような転倒の可能性があるかを予測し、いつでも必要な介助ができるよう準備をしながら行動しましょう。ただし、転倒を恐れるあまり過介助となり、患者の活動を過度に制限してしまうと、患者の回復を阻害してしまうことも認識しましょう。

　そのほか、回復期病棟では、病棟生活のなかで「患者自身でできること」を増やしていけるよう、患者の活動性向上に合わせて、病棟看護師と介助量や環境整備について情報を共有することも大切です。対応を統一し、転倒リスクを最小限にする工夫が必要です。

　単純に、「転倒＝立位や座位のバランス能力低下」と考えるのではなく、注意機能低下等の高次脳機能障害や周辺環境の違いが転倒リスクを高めることも覚えておきましょう。

3) 個人情報の取り扱い

　電子カルテや患者との会話には、個人情報が含まれています。回復期では一人の患者に関わる時間が長くなる分、多くの個人情報を知ることになります。患者の生活歴や治療に関する内容、患者の思いなどを知ることは治療上必要ですが、患者の情報を他者に漏らすことはあってはなりません。「理学療法士及び作業療法士法」で規定されているだけでなく、刑事罰の対象となる可能性もあります（詳細は第1章参照）。

　記録を行う際には、氏名や生年月日など個人情報を記載しないことが大切です。当たり前のことですが、SNSなど情報を拡散しやすい環境にあることに留意し、個人情報の取り扱いには常に注意を払う必要があります。

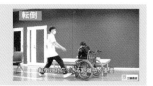

▶ 6-2 けいれん発作の対応・転倒予防・個人情報保護

② 見学のポイント

1) 患者の理解度に合わせた説明の仕方 （動画 6-3）

　脳血管疾患の患者では、注意機能や言語理解の低下により、説明が思うように伝わらないことがあります。患者のペースに合わせてゆっくり話す、あるいはジェスチャーを用いるなど患者の理解度に合わせた説明の仕方を心がけましょう。うまく意思疎通ができなかった場合は、実習指導者がどのように患者と接しているか注目してみましょう。

　回復期の実習では、見学や治療補助で同一患者と接する期間が長いため、距離感が近くなりがちです。「患者」と「実習生」という立場を常に意識します。

2) 治療外業務

　回復期病棟での実習では、カンファレンスや家族面談など、他の職種を交えた治療外業務を経験できる機会があるかもしれません。指導者が他職種に対し、どのようなタイミングで何を伝えているのかを観察しましょう。事前に何を準備して臨んでいるのかを知ることも有用です。

3) 疑問点を確認する （動画 6-4）

　見学で気になった点は、積極的に実習指導者へ質問しましょう。治療時に気をつけている点や治療目的など、実習指導者の考えを学ぶことができます。ただし、質問をする状況には配慮も必要です。「患者の前で質問しても大丈夫な内容か」「タイミングは今でよいか」を常に気をつけます。特に回復期患者では、退院後の在宅生活に不安を抱いていることが多いため、予後予測に関する質問などを患者の前で行うことは控えましょう。対応を誤ると、その後の患者との関係性に悪影響が出る可能性もあるので、注意しましょう。

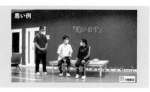

> **6-3** 患者の理解度に合わせた説明の仕方
> **6-4** 疑問点の確認の仕方

③ 症例に適した検査項目の選定の仕方

　脳血管疾患の**症例 C** をもとに「**障害の程度を把握するための評価**」、「**ライフスタイルに応じた評価**」という視点で検査項目の選定の仕方を整理してみましょう（**表 4**）。

　「**障害の程度を把握するための評価**」をするには、**表 4** のような各種検査が必要です。また、他部門からの情報収集によって状態を確認する必要もあります。定量的な測定（数値化できる指標）を定期的に行い、客観的な回復度合いを記録することが重要です。患者の同意のもと個人情報へ配慮しながら、動画撮影などを適宜行い、経時的な動作の変化を評価してみるのもよ

いでしょう。

「**ライフスタイルに応じた評価**」をするためには、患者の年齢や家庭での役割、職業、希望等、患者の生活歴や価値観などの個人因子、環境因子を複合的に理解する必要があります。**症例 C** の場合、職業復帰に際して「職場まで実用的に歩行できる持久力を有しているか？」をどのように評価するのかを考えます。すると、**表 4** のように、歩行可能距離や、実用歩行の状態を知るために、いくつかの検査を用いて評価できることに気づくでしょう。また、「家族の送迎は可能か？」など多角的な視点も重要で、他部門と密に情報共有します。

表4 症例 C（50 歳代の女性、被殻出血右片麻痺、失語症）における検査項目の選定の仕方

評価の内容	具体的な検査項目（または情報収集が必要な項目）
障害の程度を把握するための評価	● 意識障害（GCS や JCS） ● 運動麻痺（BRS や FMA） ● 感覚障害の確認 ● 言語機能→ ST から情報収集 ● 高次脳機能→ OT から情報収集 ● 定量的な測定（定期的に実施） 　（FMA、10m 歩行速度、Timed Up & Go test（TUG）、Berg Balance Scale、6 分間歩行テスト、ハンドヘルドダイナモメーター・トルクマシンを使用した筋力測定など） ● 各種動作の経時的な評価→動画撮影
ライフスタイルに応じた評価	患者の個別性についての情報収集 ● 患者の年齢（50 歳代、女性） ● 家庭内役割（女性、主婦） ● 職業（パート勤務の事務職、PC 操作や電話対応、徒歩通勤） ● 希望等（家事が一通りできるように、回復状況に応じた職業復帰を） **【職場復帰について】** **例えば「職場まで実用的に歩行できる持久力を有しているか」を評価する場合** ● 歩行可能距離や実用歩行のための検査 　例 1：6 分間歩行テスト 　例 2：職場までの歩行距離と同等の屋外歩行を行い、所要時間・バイタルサインの変化・修正 Borg Scale などの自覚的疲労度を測定 ● 環境の調査 　例 1：家族の送迎は可能か？など

実習生へのメッセージ〜筆者が大切にしていること〜

◆ **患者の不安に寄りそい意思を尊重する**

　私が専門職として患者と関わるときに最も大切にしているのは、患者の意思決定を支援する姿勢です。特に、回復過程にいる患者は、自身の障害に対する受け入れや今後に対する不安などの葛藤を抱えています。患者を支援する理学療法士として、これらの葛藤と向き合う姿勢がとても大切です。患者とよく話し合い、可能な限り現時点での正確な情報を伝える努力をすること。そして、患者自身が主体的に意思決定できるよう寄り添い、その意思を尊重しながら共通の目標をもって治療を進めていくことが重要です。

（千葉　直）

▎文献

1) 一般社団法人　回復期リハビリテーション病棟協会：2021年度　回復期リハビリテーション病棟の現状と課題に関する調査報告書．2022, pp34-64
2) 厚生労働省：基本診療料の施設基準等の一部を改正する件（令和4年　厚生労働省告示 第55号）．https://www.mhlw.go.jp/content/12404000/000907845.pdf（参照 2022年 10月 21日）

第6章　▼　回復期病院での症例への向き合い方

第7章

診療所・クリニックでの症例への向き合い方

1 診療所・クリニックの特性

❶ 診療所・クリニックの概要

　診療所・クリニックは医療法で「患者を入院させるための施設を有しないもの又は十九人以下の患者を入院させるための施設を有するもの」と規定されており（第2章参照）、主に外来患者の診療を行います。

　筆者の勤務する施設は、入院施設のない無床診療所で、診療科には整形外科、リハビリテーション科があります。主な特徴は、一般整形外科疾患の診療に加え、スポーツ外傷およびスポーツ障害に対して専門的な診断、治療、予防を行っていることです。当施設では手術を行っていないため、手術療法が必要な場合は、近隣の病院と連携して治療にあたります。

❷ リハビリテーションの概要（動画7-1）

　当施設の施設基準、スタッフの人数、リハ室にある機器を紹介します（**表1**）。なかでも、筋力評価を行える等速性筋力測定器は、主に膝関節術後の患者のスポーツ復帰の目安として用います（**図1-a**）。健患比（健側と患側の筋力比）が80〜85％を復帰の目安とする場合が多く、筋力の目標値となります。ハンドヘルドダイナモメーターは等尺性筋力を測定することができます。等尺性筋力測定値は日常生活動作との関連が報告されており、動作獲得のための筋力値の目安としてリハビリテーションに応用できます[1]。機器を用いることで筋力が数値化されるため、より客観的なデータを得ることができます。そのほかにも、スクワットや歩行練習、階段昇降を練習するスペースも設けています。その際に患者自身が鏡を見て動きを確認できるようにしています。

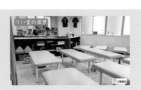

▶7-1 クリニックのリハ室

表1 リハビリテーションの概要

概要	詳細
リハビリテーション施設基準	運動器リハビテーション料（Ⅰ）（外来リハのみ）
スタッフ人数（PT）	常勤：PT 5名　非常勤：PT 2名 （常にPT 6名で勤務する体制、PTのみ在籍） （2023年9月現在）
リハビリテーション機器等	【物理療法機器】　超音波、低周波治療器 【筋力評価機器】 ・等速性筋力測定器（COMBIT CB-2、MINATO社製）（**図1-a**） ・ハンドヘルドダイナモメーター（μ-tas F-1、アニマ社製） 【トレーニング機器】 ・自転車エルゴメーター（**図1-b**）：有酸素能力向上に用いるエアロバイク（右）、最大無酸素パワーが測定可能なPOWER MAX Ⅷ（左） ・トレッドミル（**図1-c**） 【治療用ベッド】　17台

図1 クリニックで用いる機器類の例

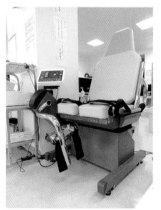
a　等速性筋力測定器

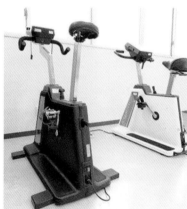
b　自転車エルゴメーター

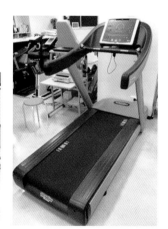
c　トレッドミル

❸ 実習における1日のスケジュール

　当施設の1日のスケジュールを**表2**に示します。基本的に実習生は実習指導者のスケジュールに合わせて動きます。始業前に当日の実習内容を実習指導者と確認、および相談し、関わる患者の来院時間に合わせて評価や治療内容などの綿密な準備を行います。また、診療所・クリニックでの昼休憩は病院と比較して時間が長いことが特徴です。

表2 クリニックでの実習スケジュールの一例

	実習生	スタッフ
8：15	出勤、着替え	出勤、着替え
8：30	清掃、実習指導者と実習内容の確認	清掃、予約の確認、カンファレンス
12：30	見学 担当患者の評価・治療補助	午前の業務
14：00	フィードバック、昼休憩、 デイリーノートの記入	フィードバック、昼休憩
18：00	見学 担当患者の評価・治療補助	午後の業務
	フィードバック、帰宅準備	フィードバック、片付けなど

④ どのような症例を対象とすることが多いか

　診療所・クリニックにおいて理学療法士が対応する代表的な疾患は、変形性関節症や肩関節周囲炎であり、保存療法を実施する点が病院と異なります。当施設でもさまざまな疾患のリハビリテーションを行っていますが、保存療法が約8割を占めます。残りの約2割が手術後の後療法です。

　実習では、リハビリテーションの通院頻度が高い症例（週3回程度）を担当することが多いです。なかでも当施設では、院長が膝前十字靱帯（anterior cruciate ligament：ACL）再建術を専門にしている背景もあり、膝関節を中心とした術後の症例を担当する機会が多い特徴があります。具体的には、ACL再建術、人工膝関節全置換術（total knee arthroplasty：TKA）をはじめとした膝関節の術後症例、下肢の骨折の術後、人工股関節全置換術（total hip arthroplasty：THA）術後の症例などです。

　整形外科クリニックでは所属する医師の専門分野によって、リハビリテーションで関わる疾患にも特徴がみられる場合があります。診療所・クリニックでの実習が決まったら、リハビリテーションに関する情報だけでなく、医師の専門分野なども調べておくと参考になるでしょう。

この分野の魅力

◆ スポーツ選手を復帰までフォローできる！

　整形外科クリニックの魅力は、スポーツ選手から高齢者まで幅広い層に関われる点や、各疾患の急性期から慢性期までのリハビリテーションを行うことができる点が挙げられます。例えばスポーツ選手の場合、昨今は医療の分業化もあり、一般病院では必ずしも復帰までフォローできるとは限りませんが、クリニックではフォローが可能です。

◆ 保存療法は理学療法士の強みを発揮できる！

　整形外科クリニックでは保存療法が多い点も魅力です。理学療法士の強みは動作観察から詳細な分析をし、そこから考えられる問題点に対してアプローチできることです。それにより、保存療法で改善するケースがたくさんあります。このように、理学療法士ならではの強みを発揮できるのが保存療法です。

以下の症例を通して、リスク管理や見学のポイント、検査項目の選定の仕方などについて、症例との向き合い方を学びましょう。

症例 **D** ## 左距骨離断性骨軟骨炎

基本情報：10代（中学生）男性　身長 170.2cm　体重 58.3kg　BMI 20.1
診断名：左距骨離断性骨軟骨炎（鏡視下骨軟骨片固定術）
競技歴：サッカー
主訴：学校の帰りに足が痛い

現状：
● 症例は距骨滑車の外側に OCD（Osteochondritis Dissecans）を認め、鏡視下骨軟骨片固定術を施行している（**図2**：手術前後の X 線画像）。

図2　症例の距骨 OCD の X 線

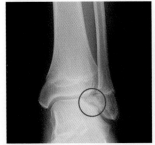

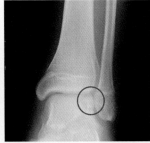

術前の X 線画像　　　　　　　　　　術後の X 線画像

● 症例は体重の 1/2 部分荷重（partial weight bearing：PWB）を許可されており、現在、両松葉杖での歩行をしている。下校途中に歩行の左立脚後期で左アキレス腱付着部に疼痛が生じている。
● 疼痛の原因は、距骨離断性骨軟骨炎の手術後に異常な歩行動作が習慣化していたことが挙げられる。（この症例のように手術部位とは異なる位置に疼痛が生じることも多い）

理学療法評価：
● 圧痛：左アキレス腱付着部と左足関節前内側に認めた
● 動作時痛：歩行（左立脚後期）での左アキレス腱付着部
● ROM：足関節背屈（膝関節屈曲位）　Rt20°　Lt10° P*1
　　　　　足関節背屈（膝関節伸展位）　Rt15°　Lt5°
　　　　　足関節底屈　Rt50°　Lt45°
　　　　　＊1　足関節前面に疼痛を訴える
● MMT：足関節底屈　Rt5　Lt2*2
　　　　　足関節背屈ならびに内がえし　Rt5　Lt4
　　　　　足の内がえし　Rt5　Lt4
　　　　　足の底屈をともなう外がえし　Rt5　Lt4
　　　　　＊2　荷重制限あり、腹臥位でベッド端から足関節を出して実施
　　（可動域測定の際の疼痛：背屈時は膝関節伸展位でアキレス腱周囲の伸張感（伸張痛）と膝関節屈曲位で足関節前面に疼痛の訴えあり）
● 歩行動作：左立脚後期で heel-off が遅延（踵挙上が遅い）しており、体の重心が過剰に前方移動している。この位相で疼痛を訴えていると考えられた。

> **MEMO　離断性骨軟骨炎（osteochondritis dissecans：OCD）とは？**
>
> 　OCD は骨端核が癒合完成する思春期から青年期にみられるのが特徴です。外傷・虚血・骨端骨化障害などが原因です[2]。疫学データとして、発症率は 10 万人に 15～29 人と報告され、男性の方が女性より 2 倍多いです[3]。**症例 D** も中学生男子であり、OCD 発生の典型的な例といえます。OCD は距骨以外にも膝関節や肘関節によくみられます。特に肘関節に起こる OCD は野球肘の一つとして有名で、野球健診で発見されることもあります。OCD は授業で扱われることが少なく、あまり馴染みのない疾患かもしれませんが、スポーツ整形の分野で仕事をする場合には知っておくべき疾患です。
>
> ● **距骨 OCD とは？**
>
> 　距骨の OCD は距骨滑車の内側と外側に生じることが多いです。外側病変は荷重時の足関節背屈・内がえしが強制され、距骨滑車の外側前方と腓骨外果の内側関節面が衝突することで生じます。一方、内側病変は底屈内がえしが強制され距骨滑車の内側後方と脛骨天蓋が衝突し、その剪断力により骨軟骨損傷が生じます[4]。
>
> 　**症例 D** の距骨 OCD は、距骨滑車の外側に認めました（**図 3**）。距骨の OCD 外側病変は急性の骨軟骨損傷の典型であり、単純X 線写真で描出されます[5]（**図 2**）。

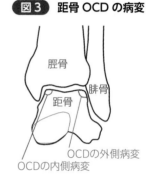

図3　距骨 OCD の病変

脛骨

腓骨

距骨

OCDの外側病変

OCDの内側病変

❶ 整形外科クリニックにおいて、実習の際に知っておくべきリスク管理

1）荷重制限の管理

　症例 D の場合、軟骨の手術後であるため荷重制限が必要となります。これは軟骨に過度な負荷が加わることで正常な修復を妨げるリスクがあるためです。

　荷重制限の一例として、完全免荷（non weight bearing：NWB）[※1]から 1/3 部分荷重(partial weight bearing：PWB)[※2]、1/2 PWB、2/3 PWB、全荷重（full weight bearing：FWB)[※3]と部分的に進めることになります。そのほかにも、荷重制限は下肢骨折後の転位（骨片同士が曲がったり、捻れたりして生じる「ずれ」のこと）を防ぐためや、術後の状態を安定させるための治療方針の 1 つとして適用されます。

※ 1　立位時に患肢足部を床に接地することなく、下肢や関節に体重をかけないことを意味する。松葉杖等を使用することで実施が可能になる。

※ 2　立位時に患側下肢に加わる部分的な荷重を示している。松葉杖等を使用することで実施が可能になる。1/2 PWB となると体重の半分まで患側下肢に荷重してもよい状態を指す。

※ 3　一側下肢に全体重を加えることを示している。全荷重が可能という指示は、立位時に患側下肢に全体重を加えてもよいことを示しており、杖などを使わずとも歩行することを許可されたことを意味する。

荷重制限がある際の下肢の検査は、教科書通りには行えないこともあるので注意が必要です。**症例 D** の場合は、1/2 PWB での松葉杖歩行であり、それ以上の荷重がかかる検査は行うことができません。そのため、あらかじめしっかり部分荷重練習を行う必要があります（**動画 7-2**）。そのうえで、リスクを踏まえてどのように検査を行うか、工夫をする必要があります。

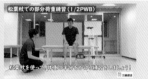

2) 術後のリスク管理

症例 D ではありませんが、術後にはさまざまなリスクが想定されます。例えば、実習で担当することも多いと思われる ACL 再建術後の患者の場合は、早期に前方引き出しのストレスが加わることを避けます。大腿四頭筋トレーニングを行う際に、特に非荷重であれば、伸展位の大腿四頭筋の収縮は膝前方剪断力が生じるため[6]、前方剪断力が生じにくい膝関節屈曲 60〜90°かつ下腿近位部への抵抗下で行います[7]。MMT においても同様のリスクを考慮します。

アキレス腱断裂の患者の場合は、術後でも保存療法でも早期にアキレス腱に伸張ストレスが加わらないようにします。これは再断裂や腱の弛緩を防ぐためです。したがって、足関節背屈可動域の測定は、事前に実習指導者へ確認します。

3) 合併症の管理

クリニックに来院する患者の中には、一見、生活が自立していて元気そうに見えても、糖尿病や高血圧、心疾患などの内科的疾患を持っている場合があります。配慮の程度は患者によって異なりますが、糖尿病の血糖コントロールが不安定な場合や、網膜症・腎症などの併発症がある場合には、運動制限を検討します[8]。

❷ 見学のポイント

1) 立ち位置や、話しかけるタイミングに注意しよう （動画 7-3）

見学の際には、患者目線で考えることが大切です。背臥位でリハビリテーション中の患者に対して、実習生が頭上から覗き込むように見学をすると、不快に思われる場合もあるので、立ち位置には十分に注意しましょう。また、筋力増強運動をしている際に安易に患者へ話かけると、集中力を欠くことにつながり、患者のデメリットになります。どの患者も治療を目的にクリニックへ来ています。リハビリテーション治療の邪魔になったり、不快に思われたりしないよう、行動に留意しましょう。

（動画7-4）

　整形外科クリニックを受診する患者の主訴は、疼痛であることが多いです。疼痛の発生原因を考えるうえでは、「日常生活のどの場面でどこが痛いか？」を聴取することが重要です。見学の際は、実習指導者がどのように患者から情報収集をしているかに注目をしてみるとよいでしょう。

　さらに、**症例D**のようにトップダウンで治療を行うには「動作から疼痛の要因を考える」ことが重要となります。この際に理学療法士は、問診と動作分析から疼痛部位に加わるストレスを推察し、検査・測定を実施することで問題点を抽出します。この過程に注目しましょう。

　関節可動域の改善を目的にリハビリテーションテーションを行っている際にも見るべきポイントがあります。理学療法士が行う関節可動域運動は、正常な関節運動に近づけるよう行います。足関節底屈可動域練習をしている際、足部内反の代償を伴わないような工夫などは、実習生自身が行う関節可動域の測定時にも活用できるポイントです。

　実習中はあまり意識しないかもしれませんが、実習指導者が初診の患者へどのように対応を行っているか（挨拶、説明、問診、評価、治療など各々の対応の仕方）も学ぶべきポイントです。疼痛を訴えている患者に対して、どのような介入で疼痛を軽減させているのかを観察してみるのもよいでしょう。

　また、クリニックは入院施設と違い、同一者が毎日リハビリテーションをする場所ではありません。したがって、週1～2回のリハビリテーションで効果を出すためにはホームエクササイズが必須です。ホームエクササイズの処方内容や、エクササイズの説明の仕方なども見ておくと参考になります。

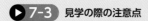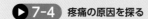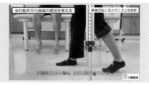

▶7-3　見学の際の注意点

▶7-4　疼痛の原因を探る

❸ 症例に適した検査項目の選定の仕方

1) 教科書通りに測定できない検査の場合どう考えるか

　リスク管理の項目でも説明しましたが、骨折などにより荷重制限があり、MMTなどの検査を教科書通りに行えないことがあります。

　症例Dの場合、下腿三頭筋のMMT3レベルの検査は、片脚立位からの踵上げを実施することになるため、1/2の部分荷重しか許可されていない時期では実施不可となります。その際にはMMT2レベルに相当すると判断するのが妥当かもしれませんが、非荷重位の条件下で健側

との左右差を確認しておくことも重要です。例えば、**症例D**では、非荷重位となる腹臥位での条件下で足関節底屈に対して徒手抵抗を加え、健側と比較することで、ある程度患側の筋力を把握することが可能になります（**動画7-5**）。このように、MMT 3レベルの評価ができないからMMT 2と判断するだけでは、その患者の本来の機能を十分に評価しきれていない可能性を考慮しましょう。

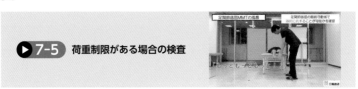

▶ **7-5** 荷重制限がある場合の検査

2）患者の主訴を重視した問診、評価を行う

　症例Dの訴えは「学校から帰る時に歩いていると足が痛い」です。主訴が疼痛であるため、"疼痛がどのような機序で生じているか？"を考えることが焦点となります。その要因を明らかにするためには、歩行動作の分析が必要となります。その際、"どこが痛いのか？"、"歩行のどの位相で痛いのか？"などの問診もしておくとよいでしょう。**症例D**では「立脚後期に左アキレス腱付着部が痛い」ということなので、特に立脚後期に問題が生じていることを見抜く必要があります。歩行の左右差を観察することも大切です（**図4**）。

図4 症例の歩行動作

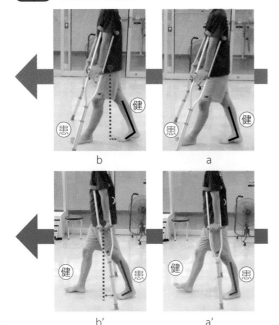

（健側に注目）
a　左脚（患側）イニシャルコンタクトの位相で右脚（健側）の踵は挙上している。
b　赤丸は重心のおおよその位置を示し、緑の両矢印は重心線（点線）と右脚足尖の距離を示す。

（患側に注目：患側の荷重を制限するために、患側横に松葉杖をつきます）
a'　右脚（健側）イニシャルコンタクトの位相で左脚（患側）の踵挙上は遅延している。
b'　赤丸は重心のおおよその位置を示し、緑の両矢印は重心線（点線）と右脚足尖の距離を示す。

　重心線（点線）と足尖の距離を比較すると患側の方が長く、過剰に重心が前方に移動している。さらに膝関節が伸展位のため、足関節後方にはより大きな伸張ストレスが加わる（二関節筋である腓腹筋がより伸張されるため）。このように足関節後方に加わる伸張ストレスの蓄積が疼痛の要因と推察される。

歩行分析の結果、疼痛を訴える左下肢の立脚後期は、heel-off が遅延（踵挙上が遅い）していることがわかります。加えて、過剰な前方重心となっていることも見えてきます（**図4**）。

　では次に、"なぜこのような動作になるのか？"を考えてみましょう。足関節の可動域が少ないからでしょうか？　足関節周囲の筋力が低いからでしょうか？　このように立てた仮説を検証するために ROM や MMT などの具体的な検査項目を選定していきます。そのほかにも、参考までに、**症例D** の主訴から検査項目を選定するための考え方を**図5**に示します。

図5 症例の主訴から検査項目を選定する思考過程

「学校から帰る時に歩いていると足が痛い」

どのような機序で疼痛が生じているのだろう？

思考	具体的な検査項目の例
疼痛の内容は？	VAS、NRS など （問診）痛みの部位、痛みの質、持続時間、歩行のどの位相で痛みが生じるかの確認など
どんな歩き方をしている？	・歩行観察 ・どの位相で異常が観察されるか ・左右の各関節で動きに違いはないか ・左右で重心移動に違いはないか　　　　など

 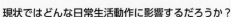

このような歩き方になっている原因は何だろう？　　　現状ではどんな日常生活動作に影響するだろうか？

思考	検査項目の例
関節可動域が小さい？	足関節を中心に関節可動域検査
筋力低下がある？	足関節や下肢を中心に MMT 検査

思考	検査項目の例
歩行能力は？	10m 歩行速度　など
日常生活にどのような支障があるのだろう？	ADL 評価　など

VAS：Visual Analogue Scale, NRS：Numerical Rating Scale

実習生へのアドバイス

◆ 質問は積極的にしよう！

わからないことがあれば積極的に質問をしましょう。自分で調べることももちろん大切ですが、勝手に自己完結させてしまっては、学びや気づきはそこでストップします。質問をしてみることで、自分にはなかった視点が得られたり、自分の考えと実習指導者の考えのギャップを知る機会になったりと、新しい発見がたくさん得られます。質問をして新たにわかった事象を改めて調べてみると、より知識が深まることでしょう。

就職後には、自分の職場以外の施設を見学したり、症例を見せてもらったりする機会はそう多くはありません。貴重な機会を有効に使いましょう。

◆ 検査結果を論理的に考えて統合と解釈をしよう！

統合と解釈を実践するうえで大切なのは、きちんと優先順位を考えて問題点を挙げられるかです。実習生によく見られる例は、検査測定で ROM 制限と筋力低下が明らかになったため、何となくそれらを問題点に列挙するという思考です。

例えば、検査で筋力低下を認めた際には、「その筋力低下がなぜ生じたか？」を考察していくとよいでしょう。MMT の際に患者が違和感や疼痛で力を発揮しきれないという場面は多いです。その場合、他の検査結果も照合しながら筋力低下の原因を考えることが大切です。関節可動域制限を伴っているのであれば、先に関節可動域を改善させると筋力も改善するかもしれません。このように考えると最優先すべき問題点は「関節可動域制限」、その次に「筋力低下」とすることが妥当です。担当する症例によっては、この例のように単純ではないでしょうが、一つひとつの検査結果だけでなく、検査結果同士がどのように関連しているかを実習指導者の助言のもとで考察できるようになりましょう。（**動画 7-5**）

（秋本　剛、石原直道）

文献

1) 山崎裕司, 他：高齢患者の膝伸展筋力と歩行速度, 独歩自立との関連. 総合リハビリテーション **26**：689-692, 1998
2) 井樋英二, 他（編）：標準整形外科学 第 14 版. 医学書院, 2022, p289
3) Wood D, et al：Osteochondritis Dissecans. Treasure Island（FL）：StatPearls Publishing, 2022
4) Berndt A L, et al：Transchondral fractures of the talus. *J bone Joint Surg* **41**-A：988-1020, 1959
5) ギャレット, 他（編）, 福林徹, 他（監訳）：スポーツ科学・医学大事典 スポーツ整形外科学 － 理論と実践 －. 西村書店, 2010, pp82-83
6) Mae T, et al：Graft tension during active knee extension exercise in anatomic double-bundle anterior cruciate ligament reconstruction. *Arthroscopy* **26**：214-222, 2010
7) Daniel DM, et al：Use of the quadriceps active test to diagnose posterior cruciate-ligament disruption and measure posterior laxity of the knee. *J Bone Joint Surg Am* **70**：386-391, 1988
8) 日本糖尿病学会（編・著）：糖尿病診療ガイドライン 2019. 南江堂, 2019, pp57-68

第8章 介護老人保健施設での症例への向き合い方

1 介護老人保健施設の特性

❶ 介護保険で利用できるリハビリテーションの種類

　介護保険サービスを利用できる対象は、65歳以上の高齢者もしくは、特定疾患に該当する40歳から64歳の人で、いずれも介護認定（要支援1～2、要介護1～5）を受けている人です。介護保険で利用できるリハビリテーションの種類には、**入所リハビリテーション**、**通所リハビリテーション**、**訪問リハビリテーション**があります。それらの目的は、主に日常生活全般の機能向上や維持です。医療分野とは異なり、介護保険分野のリハビリテーションは、実施日数や症状などに制限がなく、長期間の継続が可能です。（介護保険制度の概要は第2章1参照）

❷ 介護老人保健施設の役割

　筆者の勤務する施設は、**入所リハビリテーション**を主に行っている**介護老人保健施設（以下、老健）**です（**表1**）。当施設では土地柄、市街地だけでなく、山間部や農村地帯に住む利用者も多く受け入れており、さまざまな生活スタイルに対応しているのが特徴です。

　老健に入所できる対象は、**要介護1～5**と認定された人のみであり、要支援者は対象外となります。厚生労働省の定義によると老健の役割は、「リハビリテーションを提供する機能維持改善の役割を担う施設」、「在宅復帰・在宅療養支援のための地域拠点となる施設」とされています[1]。つまり、老健でのリハビリテーションには、自宅復帰を目標にできる限り自立した生活ができるように援助する使命があります。急性期や回復期病院でのリハビリテーションを終え、すぐには自宅へ帰ることが難しい場合にも対応し、スムースに在宅生活へ移行できるような橋渡し役を担っています。

> **MEMO**　介護保険分野では、対象者を患者ではなく利用者と呼びます。「患者」とは病気やけがなどで治療を受ける人を指しますが、介護保険を使う対象者は「治療」が目的ではなく、「生活の自立支援」に向けたサービスを受けることが目的であるためです。

表1 筆者が勤務する老健の概要

概要	詳細
保険区分	介護保険
施設基準	在宅強化型 （厚生労働省が定める在宅復帰率や在宅支援機能が高いとされる施設分類）
入所できる対象	介護保険によって、要介護1から5までの要介護認定を受けている人
入所者の特性	定員：100 名 年齢：80～90 歳代が多い 平均介護度：要介護 3 在宅復帰率：約 77%
施設の特色	冬季の積雪が多い土地柄、冬に在宅サービス（訪問介護、訪問看護など）が困難な人を入所で受け入れ、春に自宅復帰するケースがある。その他、介護保険サービスとして、短期入所療養介護、通所リハ、訪問リハを展開している。
リハビリテーションスタッフ	PT 11 名／OT 3 名　計 14 名 うち、入所リハは常勤 PT 3 名、常勤 OT 2 名。そのほか、通所リハ、訪問リハ、管理部門に配置（2022 年 10 月現在）
リハ室にある治療機器等	物理療法機器：マイクロウェーブ、下肢加圧器、起立台 運動療法機器：自転車エルゴメーター、滑車運動機器、平行棒など 治療用ベッド（プラットフォーム）
経験することの多い症例	単独の疾患は少なく、複合疾患が多い ・変形性膝関節症・変形性脊椎症・大腿骨頸部骨折 ・大腿骨転子部骨折・脊柱圧迫骨折・脳卒中・パーキンソン病 ・正常圧水頭症・アルツハイマー型認知症・レビー小体型認知症 ・脊髄小脳変性症・ALS・統合失調症・躁鬱病・誤嚥性肺炎 ・心不全・炎症性皮膚疾患全般・双極性障害

❸ リハビリテーションの概要（動画 8-1）

　リハ室にある治療機器の詳細を**表1**に示します。理学療法士による個別の運動療法のほか、利用者自身による自主体操や、アクティビティ（余暇活動）も行っています（**図1**）。リハ室では、理学療法士は運動療法を提供するかたわら、常に視野を広く持ち、他の利用者の安全管理も行う必要があります。

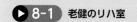 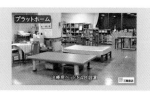

8-1　老健のリハ室

図1 アクティビティ活動の様子

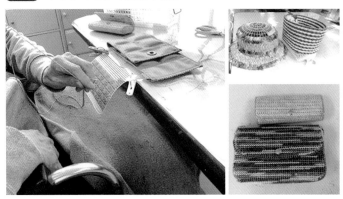

テッシュケースカバーを作成しているところ

④ 実習における 1 日のスケジュール

　当施設の理学療法士は、リハビリテーション業務に加えて、他職種と共同で利用者の自立支援を促す援助を行っています。実習生は理学療法士による治療の見学、検査、治療行為補助に加え、他職種による援助業務の見学、他職種の仕事について学ぶ機会が多くあります（**表2**）。理学療法士と他職種には、**表3**のとおり、多くの関わりがあることを知っておきましょう。

表2 当施設の業務時間と実習スケジュール

	実習生	スタッフ
9：00	出勤、着替え	出勤、着替え
9：30	朝の申し送り	朝の申し送り
10：00	集団体操援助	集団体操
11：45	リハビリテーション見学、検査測定、治療行為補助、他職種業務の見学、食事動作確認	リハビリテーション業務、食事動作確認
13：00	休憩	休憩
15：00	リハビリテーション見学、検査測定、治療行為補助、他職種業務の見学など	リハビリテーション業務
16：30	リハビリテーション業務、カンファレンス参加	リハビリテーション業務、カンファレンス参加
18：00	デイリーノート作成、フィードバック	PC作業、雑務

表3 理学療法士と他職種との関わり

職種	業務内容	理学療法士との関わり
医師	利用者の健康状態の把握 薬の処方 緊急時・死亡時の確定	運動の処方やリスクなどをドクターに相談する
介護福祉士	利用者の全般的な介護支援・見守り 日用品の管理	安全な移動手段や食事の姿勢について、双方で検討する 移乗動作などの介助方法や環境整備について、双方で相談する
看護師	利用者の健康状態の把握 服薬管理 皮膚トラブルに対する対応 尿道カテーテル管理	利用者の体調に関して、看護師に相談する 誤嚥性肺炎へのリスク管理や、服薬に関する事項を双方で確認する
管理栄養士	利用者の食事形態の決定 血液検査のデータ管理 食事場面での他職種との話し合い	利用者の食事形態・栄養状態・摂食方法などを双方で検討する
ケアマネージャー	利用者のケアプラン作成 継続検討会議の開催	ケアマネが作成したケアプランの情報をPTと共有する
施設相談員	契約 利用者の家族への状況報告 入退所の管理	入所から自宅復帰までの日程調整等の情報をPTと共有する

❺ 実習生が関わることの多い疾患

　老健の利用者の多くは、整形外科疾患、脳卒中、神経筋疾患、内科疾患など複数の疾患をもち（**表1**）、身体機能だけでなく、認知機能、精神機能、嚥下機能などさまざまな面で障害を抱えています。また、陳旧例も多く、経過が長くなると、カルテに記載のない症状が出現したり、別の病気が見つかったりすることもあります。このことから、利用者の病態を的確に捉え、日々の変化に注意する必要があります。

この分野の魅力

◆ 在宅生活を想定しながらくり返し ADL 練習ができる！

　自宅復帰後の生活は利用者によって異なります。そのため、この分野の魅力は利用者に応じた在宅生活を具体的に想定して、個々の課題動作を唯一無二のアプローチでくり返し練習できることです。その結果、自宅に帰すことができたときには大きな喜びを感じます。

　老健では利用者の1日の生活の様子を把握しやすく、理学療法士が日常生活に関わりやすい側面があります。加えて、日常生活の中で、身体機能を維持・改善できる手段（環境設定や援助方法）を他職種に提案できます。このように、日常生活に密着した関わりができるのが、老健の強みだと思います。

 ## 実習生の失敗談から学ぼう！

◆ 検査項目を挙げるときは視野を広く！

　老健の利用者は抱えている疾患が複数あるため、実習生は検査項目を見誤ってしまう事があります。例えば、実習生Aさんは筆者とともに、脳卒中に加え重度の腰椎圧迫骨折を合併した利用者のリハビリテーション治療に参加しました。ある日、実習生Aさんに「この利用者の立ち上がりに着目した検査項目を考えてみよう」と促したところ、Aさんは片麻痺に関する検査項目を中心に列挙しました。しかし、合併している腰椎圧迫骨折に関する検査項目は一向に挙げることができず、思考から抜け落ちているようでした。疾患を複数抱えた利用者の場合は、より視野を広く持って、影響している疾患も意識しながら検査項目を挙げられるとよいでしょう。

2 老健での症例から学ぼう

　症例を通して、実習でのリスク管理の考え方や見学のポイント、検査項目の選定の仕方など、老健での症例への向き合い方を学びましょう。

アテローム血栓性脳梗塞による左片麻痺（陳旧例）

基本情報：80歳代女性　身長145cm　体重38kg　BMI 18.1（低体重）

疾患名：アテローム血栓性脳梗塞左片麻痺（発症から10年程度経過した陳旧例）

併存症：高血圧症、心房細動（定期的に主治医の診察を受け内服にて治療を受けている）

合併症：腰椎圧迫骨折（15年ほど前に階段から転落し受傷。現在は治癒している）
　　　　うっ血性心不全（20年ほど前に発症し現在は治癒している）

現病歴：数年前にアテローム血栓性脳梗塞を発症し、左片麻痺と嚥下障害が出現する。その後、誤嚥性肺炎を繰り返し、入退院を繰り返す。肺炎は治まったが食事の摂取に時間がかかるようになり、摂取量が減少した。夫が自宅で転倒し腰痛が出現したことをきっかけに、施設入所となった。

主訴、夫のHope

- 主訴…早く家に帰りたい
- 夫のHope…自分自身に腰痛がある。妻が何度もベッドから立ち上がろうとするので、そのつど、援助するのは大変。妻に望むのは、立ち上がりの自立度を上げて、ある程度、自分で安全に立てるようになってほしい。将来的に、ベッドのそばに車椅子を置いておいて、1人でも安全に移乗できるようになってほしい。

評価結果：

- 左半側空間無視、重度難聴を有する。大きな低い声で何とか聞こえるレベル。
- 中等度の認知症あり（HDS-R 15/30点）。危険予測ができずベッドから1人で起き上がり、無造作に立ち上がろうとしてしまい転倒の危険性がある。
- BRS（Brunnstrome recovery stage）左麻痺側：上肢Ⅱ・下肢Ⅲレベル
- 非麻痺側MMT：上肢4、下肢：足関節底屈3、膝関節伸展3、股関節屈曲・伸展2、体幹伸展3程度
- できる動作：立ち上がり（手すりを強く引っ張り反動をつければ可能だが、前方に倒れそうになり危険である）
- している動作：寝返り、起き上がり、座位保持：自立
- できない動作：安全な立ち上がり、移乗、トイレ排泄（ズボンを降ろすことは可能だが、上げられず一部介助を要す）

ケアプラン※1の目標：

- 夫が立ち上がり援助を行う際、介助量の軽減が図れるようになる
- 移乗動作ができるだけ一人でも安全に行えるようになる

※1　介護サービス計画書のことで、老健では施設ケアマネージャーが作成する

> **MEMO** **症例E**の大きな特徴は、陳旧性の脳梗塞左片麻痺と左半側空間無視に加え、認知症があり、非麻痺側にも筋力低下がみられる点です。それにより、ベッド周辺の動作（特に立ち上がり動作）に介助を要します。ポイントは、夫の理解と協力があり、将来、自宅に帰ることを目標にしていますが、夫も腰痛を抱えており、介助支援には限界があることです。理学療法士は、支援者である夫の介護負担も視野に入れて、介助量をなるべく減らした暮らしができるように導く必要があります。

① 実習の際に知っておくべきリスク管理

1）転倒・転落防止の取り組み

　老健で注意しなければならない事故は、歩行中の転倒や、ベッド、車いすなどからの転落です。実習生が起居動作介助を行う際には、実習指導者の行っている援助方法やコミュニケーションの図り方を観察し、リスク回避の仕方を確認するとよいでしょう。

［コールマットセンサー］

　例えば**症例E**のように、立ち上がりに介助が必要ながらも、中等度の認知症や半側空間無視のため、無造作に立ち上がろうとして転倒の危険性が高まるケースはたくさんあります。当施設では、ベッドのそばにコールマットセンサー（**図2-a**）を設置することで転倒・転落防止の対策をしています。不意に立ち上がろうとした際、足でマットを踏むとセンサーが反応し、職員のPHSに知らせが届く仕組みです。知らせを受けた職員は、即座に利用者の居室へ駆けつけ、事故の回避に努めています。ここでの理学療法士の役割は、コールマットを設置する対象

図2 転倒・転落防止の取り組み

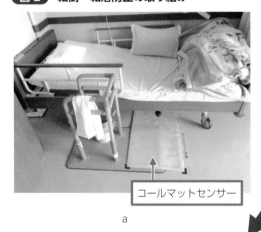

a

コールマットを足で踏むと、職員のPHS端末につながる。

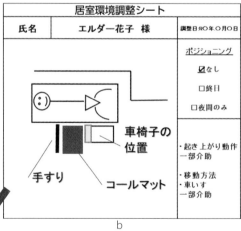

b

a：ベッドサイドの写真
　写真の赤のテープがコールマット、黄色いテープが車椅子の設置位置を表す。
b：ベッドサイド周囲を表した居室環境調整シート。福祉用具の位置などを職員で統一している。

の選定や、利用者の心身機能に応じた設置位置の決定を行うことです。

[居室環境調整シート]

　当施設では、利用者の心身機能に合わせて、安全な居室環境を提供するために、理学療法士が実際の居室で環境評価を行い、「居室環境調整シート」を作成します（**図 2-b**）。それをすべての職員で共有し、利用者の居室にある物品（車椅子や手すり）の位置を職員間で統一します。利用者の動きが統一されて安全性が高まり、転倒・転落リスクの軽減につながります。

● 居室環境調整シートの具体例

　車いすへ移乗する際、車いすの停車位置を統一するために、ベッド近くの床面に黄色いテープを貼り、利用者の動きを一定にします（**図 2**）。また、移乗時の手すりの位置なども、居室環境調整シートに記載して統一を図ります。留意すべき点は、リハビリテーションを進めるにつれて、利用者の身体機能や動作能力も向上するため、定期的に環境の見直しを図ることです。

② 見学のポイント

1) コミュニケーションのポイント　（動画 8-2）

　症例 E は左半側空間無視があるため、顔は常に右側を向いています。顔を合わせようと左側から話しかけても、気づかない状態です。症例とコミュニケーションを図る際は、症例の目線に入る右側から、顔を近づけながら行うとよいでしょう。コミュニケーションが難しい場合は、右側からプラカードなどを使用すると、視覚情報が入りやすくなります。

2) 車いす駆動援助時のポイント　（動画 8-3）

　症例 E に限らず、車いすに座っている利用者に対して、声かけもなく突然移動させようとすると、どう感じるでしょうか？　誰でも急に動かされると、突然の重心移動に恐怖を感じます。声かけをしてから移動しましょう。また、テーブルから手を離す事ができない利用者であれば、ゆっくりと手を添え、声かけをしながら行いましょう。実習指導者が利用者にどのように声かけをしているのか、どのようなタイミングで車椅子を移動させているのかなどを観察してみるのも、よい学びになるでしょう。

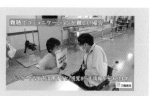

▶ 8-2　半側空間無視・難聴の利用者との
　　　　コミュニケーション

▶ 8-3　車いすを動かすときのポイント

❸ 症例に適した検査項目の選定の仕方

立ち上がりに介助が必要な**症例E**において、自宅復帰のためには、どのような検査項目を選定する必要があるか、順に考えてみましょう。

1) 麻痺側だけでなく、非麻痺側の検査の意義も考えよう

老健では疾患の影響だけでなく、虚弱状態に由来して日常生活における活動能力が低下している利用者も多くいます。例えば、**症例E**は脳梗塞による左片麻痺で、麻痺側の筋力や随意性が低下しているだけでなく、非麻痺側の筋力も著明に低下していることが検査結果から見て取れます。このように、疾患名や既往歴などから患側（麻痺側）の筋力を確認することは当然ですが、健側（非麻痺側）の筋力も極端に低下している可能性があるので注意しましょう。

2) 症例に適した検査項目を選定するための考え方 （動画8-4）

[動作から検査項目を考える―着目する動作の考え方]

思考過程を**図3**に示します。まずは、**症例E**の背景にある基本的な情報を整理したうえで、基本動作能力の確認を行います。具体的には、ベッドからの寝返りや起き上がり、座位保持、立ち上がり、立位保持、移乗、歩行などの動作能力を確認します。実習生が見落としがちな動作として、起き上がり動作の前に「自分で布団をめくることができるか」、立ち上がり動作の前に「自分で靴を履くことができるか」、トイレ動作の前に「自分でズボンの着脱ができるか」などがあります。これらに着目することも重要です。

次に、「している動作」、「できる動作」、「できない動作」を整理します。「している動作」は、日常生活で当たり前に実施している動作を指します。「できる動作」とは、患者が精一杯の努力をすればなんとか行うことのできる動作を指し、日常生活のなかで当たり前に実施している動作ではありません。**症例E**の場合、立ち上がり動作は、手すりを引っ張れば何とか立つことの「できる動作」ですが、前方への転倒リスクが高く実用的ではありません。よって、安全に立ち上がることは「できない」レベルと判断します。そのほか、できない動作には、移乗動作やトイレ排泄動作が挙げられます（**表4**）。

次に、「できない動作」のなかで、症例にとって何が重要かを判断します。立ち上がり動作は、移乗動作やトイレ排泄動作に必須であり、"要"となります。**症例E**の場合、在宅生活への復帰を目標にしており、かつ支援者である腰痛を抱えた夫の負担を想定しても、「立ち上がり動作」の重要性や改善の必要性に気づくことでしょう。

図3 症例に適した検査項目の選定の考え方

背景にある基本的な情報の整理

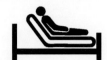

危険察知困難
- 80代高齢女性
- 陳旧性脳梗塞による左片麻痺
- 左半側空間無視
- 認知症
- 危険行為あり
（何度も立ち上がろうとして転倒のリスクがある）

自宅復帰に向けて…

主な介助者

腰痛を抱えた80歳代の夫

- 常に妻の見守りを要するようでは、介護負担が増し、夫による援助にも限界がある。
- ベッドサイドで一人で立ち上がっても転倒しないような身体機能の獲得は、介護負担軽減からも重要！

1 基本動作能力の確認 （例）ベッドからの寝返り、起き上がりなど

2 「している動作」「できる動作」「できない動作」の整理

3 「できない動作」のなかで、優先すべき"要"となる動作を選定

立ち上がり動作に着目！

第8章 ▼ 介護老人保健施設での症例への向き合い方

表4 立ち上がり動作に必要な心身機能を考え、それを反映する検査項目を挙げる思考過程

1 観察すべき 基本動作	2 基本動作に必要な 心身機能を考える	3 思考過程	4 具体的な検査項目
立ち上がり動作	麻痺側膝を屈曲し足底接地ができるか？	⇒麻痺側の随意性はある？ ⇒可動性はある？（両側）	⇒片麻痺機能検査など ⇒下肢の関節可動域検査
	体幹、骨盤帯を前傾することが可能か？	⇒筋力はある？ ⇒可動性はある？	⇒体幹の筋力検査など ⇒体幹、骨盤帯の可動域検査
	離殿することが可能か？	⇒随意性は？ ⇒体幹、下肢の筋力は？	⇒体幹、下肢の筋力評価など ⇒離殿の動作タイミングが合っているか確認する
	離殿後バランスをとりながら上体を起こしてこれるか？	⇒福祉用具や環境調整にて立ち上がりを補助できる？ ⇒非麻痺側上肢はうまく使用できる？	⇒具体的に手すりなどを用いて動作を行ってみる ⇒体のどこを支えると立ち上がりやすいか確認する

[着目した動作（立ち上がり動作）に必要な心身機能の要素を考えてみる]

　図3の思考を踏まえ、症例Eが自宅に帰るために必要となる「立ち上がり動作」の評価に重点を置いて考えます。その第1歩として、立ち上がり時の動作観察が重要です。次に、立ち上がり動作を行うためには「どのような心身機能が必要か」を考えます。症例Eをもとに、立ち上がり動作の観察から、検査項目を挙げるための思考過程を表4に示します。

　これらの検査を一通り終えて、統合と解釈を行うことで、「立ち上がり動作」が難しいのはなぜなのか（原因を探る；問題点の抽出）、何を解決すれば改善が見込めるのか（夫の介助量軽減にもつながる；治療プログラムの立案）、どのような介助方法で統一すればよいのか（介入の実践）などが明確になってきます。

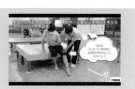

▶ 8-4　検査測定項目を選ぶための考え方

実習生へのメッセージ～筆者が大切にしていること～

◆ 利用者の「声にならない声」を拾う

　老健には、難聴や高次脳機能障害のほか、さまざまな理由でコミュニケーションが困難な利用者もいます。このような人では、視線をこちらに向けてもらう工夫や、お互いの信頼関係を構築する努力が重要で、それなしには、拒否により介助や治療をスムースに行えないことがあります。老健で利用者と向き合うためには、利用者一人ひとりの「声にならない声」をくみとり、個々の特性に合わせて、受け入れてもらう工夫が大切です。

◆ 利用者が生活しやすくなるように、周囲を含めて支援すること！

　筆者は、老健の利用者一人ひとりが日々安心して過ごせるようになることを最も重視しています。そして、利用者を取り巻く家族、介護職員も不安なく援助ができる環境を作ることが大切です。
　例えば、在宅生活に戻る目標がある場合、理学療法士は利用者に関わるすべての職員や家族に対して「このようにすれば、危険なく動作ができますよ」といった提案をします。そのうえで、利用者の目標に近づけられるよう、さまざまな工夫を重ねて問題を解決します。このように、老健における利用者の日常生活の改善には、単にリハビリテーションするだけでなく、問題解決や周囲の安心感につながるよう、家族や多職種との共同ケアで、最適な援助方法を繰り返し提案・指導・実践することが大切です。

（高井聡志）

文献

1）厚生労働省：第 144 回 (H29.8.4) 社会保障審議会・介護給付分科会資料 (参考資料 2　介護老人保健施設)．https://www.mhlw.go.jp/file/05-Shingikai-12601000-Seisakutoukatsukan-Sanjikanshitsu_Shakaihoshoutantou/0000174012.pdf（参照 2023 年 10 月 11 日）

第9章 通所リハビリテーションでの症例への向き合い方

1 通所リハビリテーション施設の特性

❶ 通所リハビリテーションに求められていること

　通所リハビリテーション（以下、通所リハ）は、**デイケア**とも呼ばれ、介護保険サービスの一つです（介護保険制度の概要は第2章1参照）。通所リハの定義は、「居宅要介護者について、介護老人保健施設、病院、診療所その他厚生労働省令で定める施設に通わせ、当該施設において、その心身の機能の維持回復を図り、日常生活の自立を助けるために行われる理学療法、作業療法その他必要なリハビリテーション」とされています[1]。つまり、通所リハに求められているのは、自宅で生活する要介護者に対して「心身機能の維持回復を図り、日常生活の自立を支援する」ことです。たとえ要介護状態となっても、住み慣れた地域で、自分らしく生きがいや役割をもって生活できることを目指しています。

MEMO　通所リハ（デイケア）とは別に**通所介護（デイサービス）**があります。役割の違いは、**表1**を参考にしてください。リハビリテーション専門職の配置義務があるのは通所リハのみです。

表1　通所リハと通所介護の役割の違い

	通所リハ（デイケア）	通所介護（デイサービス）
医師	配置義務あり	配置義務なし
リハビリテーション専門職	配置義務あり	配置義務なし
実施内容	理学療法などその他必要なリハビリの提供	日常生活の世話および機能訓練を行う
目的	利用者の心身機能の維持・回復を図る	利用者の社会的孤立の解消、心身機能の維持、利用者家族の身体的および精神的負担の軽減を図る
緊急時対応	体制が整っている	不十分な可能性あり

---

❷ 通所リハ施設の特徴

　筆者の勤務する施設は無床のペインクリニックとして、疼痛に対する神経ブロック療法をはじめ、自宅退院後の外来フォローや、疼痛による機能障害、スポーツ障害などに対するリハビリテーションを行っています。併せて介護保険事業にも携わっており、通所リハや訪問リハ、訪問看護ステーションを運営しています。

　当院のように、医療保険にて治療を行う医療機関でありながら、同時に介護保険による**居宅サービス（通所リハや訪問リハ）**の事業も展開している機関はたくさんあります。通所リハに実習に行く場合は、母体の施設が医療機関なのか、介護施設（老健）なのかを、あらかじめ調べておくとよいでしょう。

MEMO　介護保険による居宅サービスとして、通所リハを行っている施設の割合を**図 1**に示します[1]。介護保険分野といえども、通所リハは、半数以上が病院・診療所に併設して行われていることがわかります。

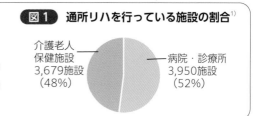

図1　通所リハを行っている施設の割合[1]

介護老人保健施設 3,679施設（48%）

病院・診療所 3,950施設（52%）

---

❸ リハビリテーションの概要（動画 9-1）

　当院の通所リハの概要を**表 2**に示します。通所リハでは、マンツーマンの個別リハビリテーションを中心に、マシントレーニングや物理療法も実施しています。特に、自宅でのトレーニング指導や ADL 評価、生活指導にも力を入れています。

表2　通所リハの概要

概要	詳細
保険区分など	介護保険利用 1 時間以上 2 時間未満の短時間型（通常規模） 個別リハビリテーションが中心
スタッフ人数（PT／OT）	PT 12 名／OT 1 名　計 13 名 ※クリニック・通所リハ兼務 （2023 年 10 月現在）

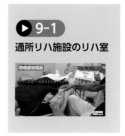

▶**9-1**

通所リハ施設のリハ室

❹ 実習における 1 日のスケジュール（表3）

表3 に実習生の 1 日のスケジュールを示します。

<table>
<tr><th></th><th>実習生</th><th>スタッフ</th></tr>
<tr><td>9：00</td><td>出勤、着替え
前日実習のフィードバック</td><td>出勤</td></tr>
<tr><td></td><td>バイタル測定の補助体験
PT補助（マシントレーニングや物理療法）
見学・評価</td><td>午前診療</td></tr>
<tr><td>12：00</td><td>休憩（昼食）</td><td></td></tr>
<tr><td>13：30</td><td>バイタル測定の補助体験
PT補助（マシントレーニングや物理療法）
見学・評価</td><td>午後診療</td></tr>
<tr><td>16：00</td><td>フィードバック・技術指導</td><td>診療終了</td></tr>
<tr><td>17：00</td><td>実習終了・帰宅</td><td></td></tr>
</table>

表3 実習生の 1 日のスケジュール

❺ どのような疾患を対象とすることが多いか

　通所リハでは、要介護認定を受けた人や認定見込みの人を対象として、身体機能の維持・改善を目的としたリハビリテーションを行っています。通所リハの利用者の多くは、慢性疾患を複数抱えているのが特徴です。例えば、運動器疾患と内科疾患（糖尿病、呼吸器疾患など）を複数抱えている人、中枢神経疾患と整形外科疾患を抱えている人、身体機能面は良好でも認知症の人、診断名のない介護を要する人と、さまざまです。さらに、難病（パーキンソン病、脊髄小脳変性症、広範囲脊柱管狭窄症、後縦靱帯骨化症など）を抱えた人を対象に、介護度の重度化予防も行っています。

MEMO　通所リハの特徴とは？
　通所リハは、送迎車を利用して、複数の利用者宅を巡回しながら施設へ向かうことが一般的です。また、施設内でもリハビリテーション以外の時間は、複数の利用者が同じ空間で過ごすことが多いのが特徴です。

この分野の魅力

◆ 利用者を取り巻くさまざまな専門職と関わりが持てる！

　この分野は、職場内の医師や看護師などの他職種だけでなく、地域の事業所も含めた多職種連携や地域連携の観点が大切です。特に、利用者の「活動」や「参加」を促すために、利用者を取り巻くさまざまな専門職（ケアマネジャー、薬剤師、管理栄養士、医療ソーシャルワーカーなど）と関わりを持てることに魅力を感じています。理学療法の専門性のみならず、介護保険制度の知識やコミュニケーション能力、協調性、発信力なども磨ける分野だと思います。

 ## 実習生の失敗談から学ぼう！

◆ 検査項目の優先順位を決めるためには何をするべきか？

　通所リハの利用頻度は週に2〜3回のことが多く、実習生にとっては、利用者と関わる時間が限られます。そのため、必要最低限な検査項目を選定し、実施することが重要です。
　実習生Aさんは、通所リハの担当症例に対して、検査項目の優先順位を考えることに苦戦していました。実習最終日、「あらゆる場面を想定して、検査項目の挙げ方を考える練習をしておけばよかった。」と振り返ったAさん。なぜ、選定が難しかったのでしょうか？
　一般に学校では、「大腿骨頸部骨折」や「脳卒中片麻痺」など、代表的な「疾患に対する検査項目」を挙げる練習は、繰り返し行っていると思います。しかし、「症例の動作を見て、動作の中から不足していると思われる機能を考え、必要な検査項目を挙げる」という視点には、なかなか気づけないと思います。この視点があれば、検査項目の優先順位のつけ方も理解ができるはずです。ぜひ、実習前から、「動作から必要と思われる検査項目を考えてみる練習」もしておくことをおすすめします。

　症例をもとに、理学療法士がどのようなことを考えながら症例に接しているのか（リスク管理、見学してほしいポイント、症例の考え方など）を学びましょう。

症例 F

右人工骨頭置換術（THA）

基本情報：70歳代女性　身長150cm　体重45kg　BMI 20

現病歴：家事中に転倒して右大腿骨頸部骨折と診断され、右人工骨頭置換術（THA）を施行（後側方侵入）。その後、回復期病院へ転院し、術後3カ月で自宅退院。週2回当クリニックにて運動器リハビリテーションを開始。算定日数を超えた術後5カ月の時点においても、屋外歩行自立を達成できなかった（医療保険での外来リハビリテーション：算定日数上限は手術日から150日）。そのため当クリニック併設の通所リハ（週2回）でのサービスを開始し、現在、術後6カ月。

● 心配性で慎重な性格。手術による右股関節の脱臼リスクの理解は十分ある。慎重なあまり受傷前に比べて大きく活動性が低下し、通所リハ以外の外出はほぼない。

合併症：高血圧、腰部脊柱管狭窄症（神経症状なし）、骨粗鬆症

既往歴：3年前、転倒による右橈骨遠位端骨折

受傷前の生活スタイル：ADLはすべて自立し、買い物と調理は嫁が行っていた。家事は自分の衣類の洗濯、床の拭き掃除を行っていた。

介護度：要介護1

主訴：歩くのが怖くて、なかなか外出ができない。転ばないように歩きたい。

ニーズ：屋外歩行自立

ホープ：家事や買い物に一人で行きたい

家族構成：夫（70歳代）、娘（40歳代）
夫は日中自宅にいる。娘は働いており日中不在。

住環境：戸建て2階（自室1階）、階段に手すりあり。トイレはポータブルトイレ。浴室には手すりあり、シャワー椅子を使用。

職業・趣味：無職。趣味は散歩。

理学療法評価：

● 疼痛（NRS）：歩行時・立ち上がり時に、腰部5、右股関節7、左膝関節3

● ROM（右/左）：股関節　屈曲100°/120°　伸展0°/15°　外転10°/25°
　　　　　　　　　　　　内転0°/20°

● MMT（右/左）：股関節　屈曲3/5　伸展2/3　外転3/4
　　　　　　　　　膝関節　屈曲4/4　伸展4/4
　　　　　　　　　足関節　背屈5/5　底屈2/4

● TUG：12.1秒

● 10m歩行時間：四脚型歩行器使用：11.9秒（0.84m/s）
　　　　　　　　　　T字杖歩行：28秒（0.36m/s）

- ADL 評価：motor FIM ：75/91 点
  - 屋内移動【自宅内】四脚型歩行器にて自立。玄関前の段差 2 段は、腋窩支持介助があれば可能。
  【通所リハ内】四脚型歩行器にてスタッフの見守りを要する。
  - 屋外移動【自宅周辺】家族の介助下に自宅前で杖歩行練習を行う程度。
  【外出時】外出は、週 2 回の通所リハのみ。自宅から送迎車まで、四脚型歩行器で見守りにて移動。
  - 排泄【自宅内】自室のポータブルトイレにて自立。（排泄物の後始末は娘が実施）
  【通所リハ内】トイレにて実施。便座への立ち座りや方向転換などに見守りを要す。
  - 入浴【自宅】移動のみ夫が腋窩介助。浴槽への移動は監視。洗体や体拭きは準備をすれば自力で可能。

❶ 実習の際に知っておくべきリスク管理

　症例 F は、過去にも転倒による橈骨遠位端骨折の既往があり、転倒を繰り返していることから、歩行の安全性や安定性が低下していることが予測されます。術後の脱臼リスクなど、疾患特有のリスク管理もありますが、ここでは、通所リハならではの視点から、転倒への具体的配慮について考えてみましょう。

1）動線の配慮が必要！

　通所リハでは、利用者が着席しているそばに、あちこち杖や車いすなどが置かれています。その空間を、各々が移動している環境を想像してみてください。

　症例 F の場合、通所リハ内を四脚型歩行器にて見守り下で移動しています。例えばトイレに行く際、動線（移動する経路）に無頓着だと、障害物へのつまずきや引っ掛かりのリスクがあることは容易に想像がつくでしょう。このような転倒ハイリスク者では、理学療法士を中心に、関わるスタッフ間で認識を統一して、座席をトイレの近くに配置する、あるいは動線に物を置かないなどの配慮が必要です。

2）雨の日の対応には注意が必要！

　通所リハ特有の場面として、雨の日の対応には特に注意が必要です。送迎にて外から来所するため、雨天時には靴や杖ゴム、車いすのタイヤが濡れて、室内の床が滑りやすくなり、転倒のリスクが高まります。施設によっては、入室時に靴を履き替える場合もありますが、外履きのままで入室する際には、靴底や杖ゴム、車いすのタイヤを拭くなどの配慮が必要です。

3）送迎車の乗降時にも理学療法士の目を光らせる！（動画 9-2）

　症例 F の場合、右 THA 術後 6 カ月で、右股関節屈曲や外転の可動域制限があります。その場合、施設内でのリハビリテーションや自宅内での ADL 能力に注目するだけでなく、送迎車の乗降にも目を向けます。**症例 F** では、乗車の際に、左側からアプローチすることで（先に座面に臀部を下ろし、左下肢から車に乗り込み、最後に右下肢を添えることで）、右股関節への負担を少なくすることが可能です。さらに、車の乗降方法や注意点は、送迎担当スタッフや車の運転手、ご家族にも共有しておくことが大切です。このように、実践的な評価やリスクへの対応も理学療法士の重要な役割となります。

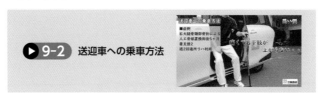

▶ **9-2** 送迎車への乗車方法

MEMO　通所リハにおける理学療法士の大切な役割

　前述の 1）〜3）に直接関わるのは、介護士など他の専門職かもしれません。しかし、理学療法士がこのような視点に最も敏感に気付き、直接関わるスタッフへ向けて改善策の提案や対応の統一を図ることもリスク管理のうえで重要です。

---

❷ 見学のポイント

　身体機能面だけでなく、どのように生活の幅を広げていくかという視点が大切です。

1）歩行補助具（杖や歩行器など）をどのように選定するか（動画 9-3）

　症例 F には「家事や買い物に一人で行きたい」という希望がありますが、現状は通所リハ以外の外出頻度が少ない状況です。屋外移動は、杖歩行の練習を家族の介助のもとで実施するに留まり、屋内移動は四脚型歩行器を使用しています。歩行補助具を選定する根拠となるのが、過去の転倒歴や骨折歴、著明な右股関節の筋力低下（MMT3 以下）や、T 字杖での歩行速度（0.36m/s）、といった問診や検査の結果です。このような背景をもとに、T 字杖歩行は実用レベルに至っていないと判断し、安全性と実用性を考慮して支持基底面の広い四脚型歩行器を選択しました（**図 2**）。また、歩行への意欲は示しているものの、現実には通所リハ以外の外出をしないところも注目すべきポイントです。度重なる転倒や骨折経験から、転倒への恐怖感や歩行に対する自信の喪失などを招いている可能性もあるからです。術後 6 カ月で、更なる改善の見込みがあるため、まずは右下肢の筋力アップに取り組み、徐々に、シルバーカーや T 字杖などの福祉用具も検討しながら歩行練習を重ねるなど、本人の自信を取り戻す工夫も大切です。

このように、身体機能面の向上を図るだけでなく、歩行補助具を上手に活用することで、歩行の安全性が高まり、時には活動範囲が格段に広がることもあります。さまざまな歩行補助具がある中で利用者に応じた選定の仕方について、実習指導者の考えを学ぶことも見解を深める一つの手段です。

図2 歩行補助具の選定の考え方（一例）

症例Fは…

- 過去に何度も転倒を経験している
- 今回含めて2回の骨折歴がある
- 右股関節の筋力低下が著明（MMT3以下）
- T字杖では歩行速度が遅く（0.36m/s）、実用レベルではない

- -

- Hopeで「買い物に行けるようになりたい」という歩行への意欲はあるが、現実には通所リハ以外の外出をしない点も注目すべきポイント

これらを根拠に…

**安全性と実用性を考慮して
支持基底面の広い四脚型歩行器を選択！**

転倒への恐怖心を軽減させ、本人の自信を取り戻す工夫も大切！

▶9-3 歩行補助具の選定の仕方

2）何気ない会話にもヒントが隠れている！自宅環境の把握をリハビリに活用する！

例えば、利用者との会話の中で「いつも、家の中の同じ場所でつまずくの」という話が出たとします。このような会話から得たヒントは、見逃してはなりません。

通所リハのよいところは、自宅への送迎を行っているため、送迎の際に自宅へ同行し、自宅環境の確認や評価、改善への介入が行いやすい点です。「いつもつまずく」と訴えていた場所を実際に確認し、なぜつまずくのかを、身体的側面と環境面から評価します。その評価をもとに、理学療法プログラムを立て、通所リハで理学療法を行うこともあります。必要に応じて、段差を解消するための具体案（介護保険を利用した住宅改修など）を提案し、福祉用具を設置することもあります。

このような自宅環境の調査（家屋調査）は、個々の環境が異なるため（持ち家か賃貸か、あるいは間取りの違いなど）、マニュアルはありません。利用者の身体機能や各々の環境や条件に応じて、どのように判断して、どのような工夫を施していくか、よく観察しましょう。

第9章 ▼ 通所リハビリテーションでの症例への向き合い方

❸ 症例に適した検査項目の選定の仕方

1) 他部門情報や問診から得た情報も評価に活用する

まず、リハビリテーションの経過や家族構成、生活の背景（環境因子）を他部門からの情報や問診にて把握することが重要です。それにより、これから必要な検査項目のヒントが得られ、今後の目標や予後を考えるうえでの参考にもなります（**図3**）。

図3 他部門情報や問診からの情報も評価に活用する

他部門からの情報（経過）

「退院後に術側の下肢を動かすことに抵抗があり、活動量が減少している」

二次的に身体機能の低下（筋力低下など）が起こっているのだろうな…

問診からの情報：家族構成・生活背景（環境因子）

夫（70歳代）、娘（40歳代）
日中、夫が自宅にいて協力的。娘は働いている。
2階建ての戸建て住宅（自室1階）

在宅生活における周囲の支援はどうなっているのだろう？
家族による介護力はどの程度あるのだろう？

必要な検査項目のヒントが得られる！
目標や予後を考えるうえでの参考になる！

2) 主訴やHope、趣味などの情報から必要な検査項目を考える

問診から得られた**症例F**の主訴、Hope、趣味の情報をもとに考えることもできます（**図4**）。主訴やHopeからは、「痛み」や「転倒」に関するヒントが、Hopeや趣味の情報からは、「歩行」や「屋外歩行の必要性」といったヒントが散りばめられています。このような情報から丁寧に関連する要素を分析していくと、「現状の歩行能力は？」「どんな歩き方をしている？」「痛みの程度は？」といった詳細を知りたくなることでしょう。それらを反映する検査項目を考えていくと、症例にとってどんな検査が必要かが見えてきます。

さらに、Hopeや趣味を考慮した場合、「具体的にどこまで行きたい？」「必要な距離は？」「坂道はある？」などといった、詳細な問診や自宅環境の確認などの評価視点も大切です。

図4 主訴や Hope、趣味などの情報から必要な検査項目を考える

主訴	「痛みのない生活がしたい。転倒しないように歩きたい」
Hope	「家事や買い物を痛みなく行いたい」
趣味	散歩

現状の歩行能力は？　どんな歩き方なんだろう？
痛みの程度は？　痛みの部位は？　どんな時に痛みが発生する？
頻繁に転倒するということは、バランス能力は？　筋力は？
関節可動域は？　感覚機能は？…　など

（例）TUG、10m 歩行時間、動作観察や分析、疼痛評価、
片脚立位時間、MMT、ROM、関節位置覚、関節運動覚など

（買い物や散歩を可能にするための思考）
具体的にどこに行きたい？　目的の場所までの距離は？
坂道はある？　階段はある？　通路は狭い？　広い？
交通量は？　詳細な情報収集も必要

詳細な問診（情報収集）や、自宅環境の確認など

3）ADL 評価は点数ばかりに捉われず、内容を重視する

　ADL 評価は、FIM（Functional Independence Measure）や BI（Barthel Index）の点数重視ではなく、より具体的な日常生活動作の評価が大切です。

　例えば、トイレ動作に関して、**症例 F** では、排泄は自室内のポータブルトイレにて自立しています。**図 5** のように、FIM での定量評価（数値化した評価）にて、トイレに関する事項はいずれも 6〜7 点と自立していることがわかります。しかし、実際には、排泄物の後始末は娘が実施しており、すべてが解決しているわけではありません。家族の介助負担を軽減するためにも、トイレ動作をポータブルトイレでの自立から、トイレでの自立に向上させることは重要な視点です。そのための具体的な評価は、「なぜポータブルトイレを使用しているのか？（理由の確認）」や「自室からトイレまでの動線に問題がないか？」「トイレ環境は？」などが挙げられます。

　特に自宅で生活をしている通所リハの利用者は、FIM や BI の点数に反映されない部分についても詳細に評価する必要があることを覚えておきましょう。

図5 ADL評価は点数ばかりに捉われず、内容を重視する

トイレ動作 「排泄は自室内のポータブルトイレにて自立」

【FIM】
トイレ動作 6点
トイレ移乗 7点
排尿コントロール 7点
排便コントロール 7点

▼

自立しているから問題ない？

実際には…
排泄物の後始末は娘が実施している

- なぜポータブルトイレを使っているの？
- トイレまでの移動は難しいの？
- 自室からトイレまでの動線は？
  （段差の有無や距離など）
- トイレ環境の確認
  （手すりや便座の高さなど）

▼

より詳細な評価が大切！

4) 家族の意向を聴取することも大切な評価の一環！

　家族の意向を聴き取ることも重要です。**症例 F** では、過去に何度も転倒を経験していることから、家族が過度に心配し、本来のバランス能力や歩行能力を低く見積もっている可能性もあります。**症例 F** に限らず、実際にこのようなケースは多々見受けられます。このような場合は、バランス能力や歩行能力の検査（ファンクショナルリーチテスト〔Functional Reach test：FRT〕、片脚立位テスト、10m 歩行テスト、歩行観察・分析など）を行い、本人だけでなく、ご家族へも結果を正確に伝え、今後の方向性を一緒に探っていくことが大切です。

実習生へのメッセージ～筆者が大切にしていること～

　筆者は以下のように利用者と向き合うことで、利用者の「趣味」や「生きがい」を含めた「社会との接点づくり（社会参加）」へつなげていくことが重要だと考えています。

◆ 利用者の"生活全般を視る力"が大切！

　通所リハ分野のリハビリテーションでは、利用者の身体機能評価や治療に留まらず、生活全般の活動量や活動様式、家屋環境や家族による介護力も合わせて評価し、アプローチを行います。つまり、通所リハ利用中だけの関わりではなく、"生活全般を視る力"が重要です。そのために、地域で活躍している他職種や事業所、家族とも綿密にコミュニケーションを図っていくことを大切にしています。

◆ 自宅でできる運動メニューなど、運動を継続できる工夫を！

　通所リハの利用頻度は、週 2～3 回がほとんどです。運動の効果を引き出すためには、通所リハ時だけでなく自宅でも運動習慣をつけることが大切です。したがって、自宅でも行える運動メニューの考案、図や写真入りの運動解説用紙や運動チェックカレンダーなどの作成、自宅での運動継続を楽しく促す工夫が非常に重要です。

（辻下聡馬・島田健太郎）

文献

1）厚生労働省：第 141 回（H29.6.21）社会保障審議会介護給付費分科会（参考資料 4　通所リハビリテーション）. https://www.mhlw.go.jp/file/05-Shingikai-12601000-Seisakutoukatsukan-Sanjikanshitsu_Shakaihoshou tantou/0000168706.pdf（参照 2023 年 10 月 2 日）

第10章 **訪問リハビリテーションでの症例への向き合い方**

1 訪問リハビリテーションの特性

　訪問リハビリテーション（以下、訪問リハ）の定義は、「居宅要介護者について、その者の居宅において、その心身の機能の維持回復を図り、日常生活の自立を助けるために行われる理学療法、作業療法その他必要なリハビリテーション」とされており[1]、全国に 4,600 箇所以上（2020 年 4 月時点）の訪問リハビリテーション事業所[※1]があります[2]。

　具体的には、病院やクリニック、介護老人保健施設に所属する理学療法士、作業療法士、言語聴覚士が利用者の自宅などを訪問し、心身の機能維持や回復、日常生活の自立を目指して支援するために、理学療法、作業療法等のリハビリテーションを行うサービスです。介護を行う家族に対して、アドバイスや介護相談もし、利用者宅の環境整備や住宅改修に関わることもあります。このように、訪問リハは、在宅における「その人らしい暮らし」を守る重要な在宅サービスの一つです（**図1**）。

図1 **訪問リハの主な業務内容**

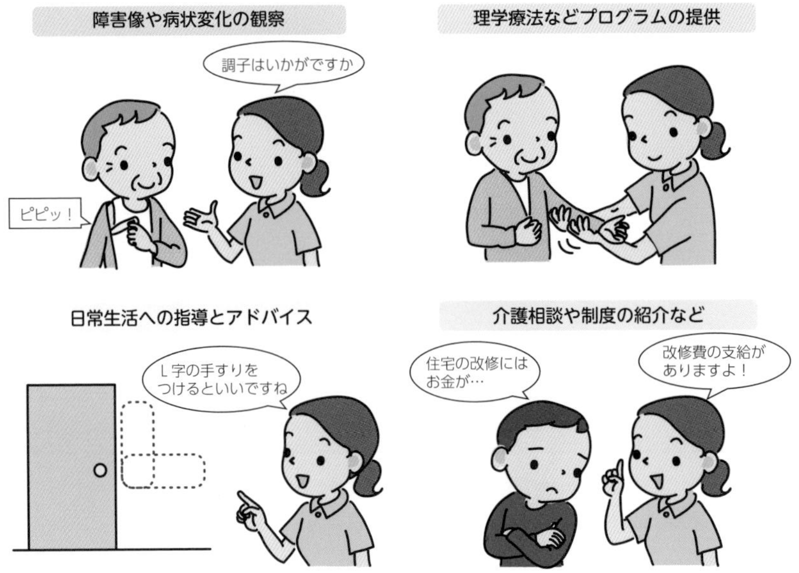

障害像や病状変化の観察
調子はいかがですか
ピピッ！

理学療法などプログラムの提供

日常生活への指導とアドバイス
L字の手すりをつけるといいですね

介護相談や制度の紹介など
住宅の改修にはお金が…
改修費の支給がありますよ！

※1　サービス提供に当たる PT、OT、ST を配置している病院、診療所または介護老人保健施設等を指す。

❶ 訪問リハの仕組み

　訪問リハは、医療保険を適応する場合と介護保険を適応する場合があります。どちらを適応するかは、利用者の年齢や要介護認定の有無、あるいは特定疾病に該当するか否かなどの条件によって変わります。要介護認定を受けている場合は、原則、介護保険が適応となります。

　いずれの場合も、訪問リハの実施には医師の指示が必要です。所属先の医師からの指示もあれば、他の医療機関の主治医から指示を受けることもあります。そのため、専門家としての知識とコミュニケーション能力が求められます。

　介護保険を使用する場合は、ケアマネジャー[※2]が立案するケアプラン[※3]のなかに、訪問リハのサービスを組み込む必要があります。利用者の病状や状況によっては、介護保険内の加算に関する細かな調整が必要なため、介護保険の報酬面についても十分に理解をしておく必要があります。

MEMO
- 介護保険を利用した訪問リハには、病院や診療所からサービス提供を行うこともあれば、老健などの施設から提供することもあります。
- 介護保険を利用した「訪問リハ」は、通院が困難な利用者に対して実施され、「通所リハ」（第9章参照）で同様なサービスが担保される場合には、通所リハが優先されることを覚えておきましょう。

---

❷ 訪問リハに必要な職種

　訪問リハの提供には、医師が必ず1名以上必要で、理学療法士、作業療法士、言語聴覚士は施設の規模に応じて必要な人員配置を要します（**表1**）。訪問リハビリテーション事業所に利用者本人やケアマネジャーから依頼が入り、サービス提供が始まります（**図2**）。

　訪問リハビリテーション事業所に配属されている職員の常勤換算数は、理学療法士2.91人、作業療法士1.18人、言語聴覚士0.37人で、事業所あたりの1日の訪問件数は5件以内が45%、6〜10件が25%、11〜15件が12%、16〜20件が5%、21件以上が9%と、事業所によって訪問件数は異なります[3]。

※2　介護支援専門員ともいう。要介護・要支援者の相談や要望を聞き、心身の状況に応じたサービス（訪問介護、デイサービスなど）を受けられるように計画を立て、市町村・サービス事業者・施設等との連絡調整を行う者。
※3　利用者やその家族の状況や要望を踏まえ、利用者に対する支援の方針や解決すべき課題、提供される介護サービスの目標と内容をまとめた計画書。

表1 訪問リハの提供元による違い

提供元	訪問リハビリテーション事業所		訪問看護事業所
	病院・クリニック	介護老人保健施設・介護医療院	訪問看護ステーション
適応される保険	・医療保険 ・介護保険	・介護保険のみ	・医療保険 ・介護保険
関わる職種	・医師1名以上必須 ・PT、OT、ST（事業所の規模に応じた人員数）		・常勤の看護師が2.5名以上必須 ・必要に応じて、PT、OT、STが在籍 ※医師の配置は必要ない
医師による指示書	同機関の医師による訪問リハビリ指示書が必要* ＊主治医が他機関に所属する場合、主治医による「診療情報提供書」が別途必要		主治医の訪問看護指示書が必要

MEMO 訪問看護事業所（訪問看護ステーション）からも訪問リハビリテーションサービスを提供することが可能です（**表1**）。この訪問看護事業所には、医師は在籍せず、常勤の看護師が2.5人以上配置されていれば、単独で事業所を開設することが可能です。必要に応じて、理学療法士も所属しています。

図2 訪問リハ開始までの流れ

問い合わせ	・担当ケアマネジャー ・本人および家族など

ヒアリング	・ニーズの把握　・生活課題の把握 ・現状の確認　・ご本人の目標や希望の聴取

実態調査 契約	・自宅の生活状況　・身体機能　・生活環境　・費用 ・利用開始日　・契約　担当療法士がサービス契約を結ぶことが多い

訪問リハ 指示書の発行	・訪問リハにおけるサービス内容を医師と調整 ・医師から指示書の発行

訪問リハ開始	・訪問リハの開始 ・運動療法、介護相談、環境調整など多岐に渡り対応

❸ 実習における 1 日のスケジュール

　朝、実習施設である事業所に出勤後、当日のサービス提供予定者の状況を把握して、利用者の自宅などへ移動します。実習生は、実習指導者とともに自動車や自転車で訪問することになります（**表2**）。

表2 訪問リハ実習の代表的な 1 日

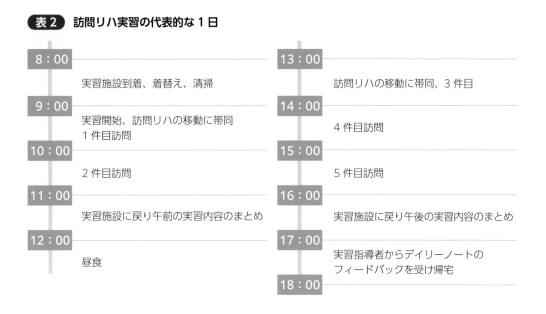

8：00	実習施設到着、着替え、清掃
9：00	実習開始、訪問リハの移動に帯同 1 件目訪問
10：00	2 件目訪問
11：00	実習施設に戻り午前の実習内容のまとめ
12：00	昼食
13：00	訪問リハの移動に帯同、3 件目
14：00	4 件目訪問
15：00	5 件目訪問
16：00	実習施設に戻り午後の実習内容のまとめ
17：00	実習指導者からデイリーノートのフィードバックを受け帰宅
18：00	

❹ どのような症例を対象とすることが多いか

　訪問リハの対象者は多岐に渡ります。このサービスは病院退院後に開始となるため、術後や発症早期の段階で関わることは少なく、症状や障害が安定した生活期に近い時期から関わる場合が多いのが特徴です。脳血管障害、パーキンソン病、心疾患、骨折術後、難病指定の疾患、不活動による虚弱などを背景にもつ利用者が多いです。

　この分野の実習配属が決まったら、実習前から訪問リハに必要な生活期のことや要介護状態のことなどを調べておきましょう。特に、生活機能評価は生活期で重要となります。

この分野の魅力

◆ 「その人らしく」に寄り添った解決策を見いだせる！

　訪問リハは、生活期に起こるさまざまな課題を解決することができます。実際の生活場面では、思いもよらない新しい課題が見つかることもあります。そのような課題を解決して、安全に、楽しく、その人らしく生活を送るための支援ができることが魅力的です。また、本人だけでなく支えているご家族の介護負担を軽減できる面でも非常にやりがいを感じます。福祉機器の活用を提案したり、介助方法をアドバイスしたりすることで、「ありがとうございます。生活が楽しくなりました。」など感謝の言葉を受けると、働くモチベーションが上がります。

◆ 人情味あふれる一幕も！

　訪問リハは基本的に通院や通所サービスなどへ通うことができない方が利用できるサービスです。訪問リハの効果によって、活動範囲が拡大し、通所リハなどを利用できるようになると、訪問リハは終了となります。これは喜ばしい成果ですが、台風や大雪、大雨の日など悪天候の中でも苦慮しながら訪問を重ね、長期間かかわってきた利用者や家族との別れは寂しく、涙することも……。そんな人情味あふれる分野です。

2 訪問リハでの症例から学ぼう

　以下の症例を通して、リスク管理や見学する際の視点、検査項目の選定の仕方について、どのように考えるかを学びましょう。

症例 G　在宅で車いす生活を送っている要介護のケース

基本情報：90歳女性　身長153cm　体重60kg　BMI 25.6
現病名：第1腰椎圧迫骨折
現病歴：夫の介護を受けて自宅で生活をしており、夜間トイレに行こうとした際に寝室の絨毯に足を取られて転倒した。朝になっても腰部の痛みが改善しないため、夫とともに近医を受診したところ圧迫骨折の診断を受けた。回復期病院を経て自宅復帰したが、痛みが強く車いす生活を送っている。
既往歴：アルツハイマー型認知症　糖尿病
要介護度：要介護2

- アルツハイマー型認知症はMMSE[※4]18点と軽度の認知症である。
- 食事や身の回りのADLは夫と週3回のヘルパーによる介護が必要。
- 長女が近所に住んでおり、週1回は自宅に来ている。
- 家屋はバリアフリーマンションの3階であり、自宅の出入りは車いす利用で行っている。
- 訪問リハは週2回利用しており、その他の曜日は通所リハを週2回利用している。

症例 H　在宅で畳の生活を送っている要支援のケース

基本情報：81歳女性　身長148cm　体重50kg　BMI 22.3
現病名：脳梗塞　うつ病
現病歴：夫の死去後、独居で生活しており、5年前に朝食の準備中に右半身の痺れを感じてA病院に救急搬送され、上記診断を受けた。血栓溶解療法によって著明な運動麻痺はなく自宅退院となった。その後、外出しなくなり、心配した家族が受診を促したところ、うつ病と診断され現在に至る。通所系サービスの利用拒否があるため訪問リハを3年前から利用している。
既往歴：脂質異常症　関節リウマチ（50歳頃）
要介護度：要支援2

- 週1回の予防給付[※5]による介護予防訪問リハを実施している。
- 食事の準備、洗濯は近所に住んでいる妹がすべて行っている。
- 環境の設定やモノへの執着が強く、自宅内の環境調整などは受け入れが難しい。
- 抗うつ薬への依存が強く、ジェネリック薬に変更を提案したかかりつけ医は、担当が変更となった。

※4　Mini-Mental State Examination：MMSE。認知機能障害のスクリーニング法。23点以下の場合は認知症の疑いがある。
※5　対象は要支援1、2の人。生活機能を維持・向上させ、要介護状態となることを予防するための保険給付。

① 実習の際に知っておくべきリスク管理

1) 症例Gのリスク管理

腰椎の圧迫骨折は、連鎖して次々と他の椎体にも骨折が及ぶリスクが非常に高く、そのリスクは 4.4 倍にも上昇します[4]。そのため、椎体への負荷につながってしまう転倒の予防策が重要です。特に、転倒の機転を十分に把握して、転んだシチュエーションと原因を明らかにすることで、リスクの低減に向けた対策が可能になります。絨毯につまづいた今回の症例では、絨毯の撤去や敷居段差の解消が有効な対策です。段差の解消が困難なところでは、手すりの設置や足元灯の夜間点燈などもよいでしょう。加えて、軽度の認知症を有している利用者は、安全な動作を覚えることが難しく、時間がかかります。臨床では、車いすのブレーキ確認忘れに対して、ブレーキレバーを延長して視覚的にブレーキへの注意を増やすような工夫もします。

実習の際には、車いす利用者のブレーキ忘れ、L字柵の固定忘れなど、理学療法の補助を行った際に忘れがちな事項について注意をしてください。指差しをしてブレーキ確認をすることも有効ですので、リスク管理の参考にしてください。（**動画 10-1**）

2) 症例Hのリスク管理

脳梗塞は血栓溶解療法により、発症から 4.5 時間以内に治療を行った場合は麻痺などの後遺症なく改善することも多くみられます。ただし、脳梗塞は 1 年で 10%、5 年で 35%、10 年で 50%が再発するため[5]、危険因子となる糖尿病、高血圧、脂質異常症、肥満、喫煙、運動不足などをいかにコントロールするかが非常に大切です。また、高齢者ではトイレの回数が増えることを面倒と思い、水分摂取を過剰に控えることもあります。脱水も脳梗塞のリスクが上がるため、適宜、水分摂取を促すことも脳梗塞の再発予防につながります。脳梗塞や脳出血を発症した場合に、脳血管障害後うつ病（post-stroke depression：PSD）を発症する割合は、約 40%です[6]。そのため、脳血管障害の麻痺による運動機能低下だけでなく、うつ病によって自発的な活動性が低下することで、廃用症候群が生じる可能性も高いことを理解しておきましょう。脳血管障害後に運動プログラムを積極的に行うと、重度のうつ病を発症する割合が少なく[7]、理学療法士が積極的に導入する根拠の一つです。

症例Hは畳上の生活を継続しているため、ベッド生活をしている人と動作パターンに大きな違いが生じます。特に、床からの立ち上がりや臥位になる場面では、四つ這いや膝立ち位の動作が必要なため、少しでも運動機能低下が生じると転倒のリスクが高くなります。（**動画 10-2**）

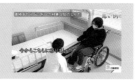

▶ **10-1** 車いすからベッドへの移乗介助
▶ **10-2** 畳の生活における注意点

❷ 見学のポイント（動画 10-3）

　医療系学生という前に、利用者の自宅に「社会人として」訪問するという点が大切です。社会人として訪問先で必要な常識やマナーを十分に理解して、訪問リハの現場に参加してください（**表3**）。利用者や家族への自己紹介や挨拶は、その場に応じた適切な声の大きさや明瞭さを意識して伝えてください。初めての見学では緊張するかもしれませんが、声が小さく、もじもじした態度は相手に悪い印象を与え、次回からの見学に影響が出る可能性があります。

表3　訪問リハ帯同で理解すべきマナー

訪問時のマナー

- ☐ 玄関では正面向きで上がって、必ず靴をそろえる
- ☐ 素足で訪問先に上がらない（汚い靴下も ×）
- ☐ 和室では、すすめられるまで座布団に座らない
- ☐ 敷居や畳の縁（へり）は踏まない
- ☐ 洋室で席を指定されないときは、下座に
- ☐ テーブルの上にバッグなどを置かない
- ☐ 自宅内の物品を触らない
- ☐ ユニフォームのにおいがきつくないか確認する
- ☐ 自身の服にペットの毛やほこりがついていないか確認する
- ☐ コートなどは室内に入る前に脱いで花粉やほこりを払う
- ☐ すべての会話は敬語を正確に使用する
- ☐ 手洗いが必要な場合には一言必ず確認をする
- ☐ ドアや扉の開閉は愛護的にゆっくりと行う
- ☐ トイレは基本的には借りない（事業所で済ましてから見学へ）
- ☐ 自宅内をキョロキョロ見ない（環境アセスメントはさりげなく）

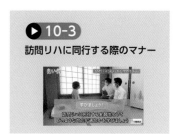

❸ 症例に適した検査項目の選定の仕方

　訪問リハの利用者は生活期の人が多いため、障害面の詳細な機能評価よりも生活面での機能評価を行うことが大切です。特に、数値化して 3 カ月程度ごとに再評価を行うことで、経時的な生活機能評価が可能となります。

　生活機能評価では、FIM（Functional Independence Measure）[8]、BI（Barthel Index）[9〜11]を活用することが一般的です。その他には、IADL を含めた生活機能評価として基本チェックリスト（**表4**）[12]、IADL の評価尺度として NCGG-ADL（National Center for Geriatrics and Gerontology-Activities of Daily Living Scale）（**表5**）[13] があります。

　以下に、症例 G、H に必要な検査項目を考えてみましょう。

表4 **基本チェックリスト**

記入日：　　年　　月　　日（　　）

氏名		住所		生年月日	
希望するサービス内容					

	No.	質問項目	回答：いずれかに○をお付けください	
生活状況	1	バスや電車で1人で外出していますか	0. はい	1. いいえ
	2	日用品の買い物をしていますか	0. はい	1. いいえ
	3	預貯金の出し入れをしていますか	0. はい	1. いいえ
	4	友人の家を訪ねていますか	0. はい	1. いいえ
	5	家族や友人の相談にのっていますか	0. はい	1. いいえ
運動機能	6	階段を手すりや壁をつたわらずに昇っていますか	0. はい	1. いいえ
	7	椅子に座った状態から何もつかまらずに立ち上がっていますか	0. はい	1. いいえ
	8	15分位続けて歩いていますか	0. はい	1. いいえ
	9	この1年間に転んだことがありますか	1. はい	0. いいえ
	10	転倒に対する不安は大きいですか	1. はい	0. いいえ
栄養	11	6ヵ月間で2〜3kg以上の体重減少がありましたか	1. はい	0. いいえ
	12	身長　　cm　　体重　　kg　　（BMI=　　　）（注）		
口腔機能	13	半年前に比べて固いものが食べにくくなりましたか	1. はい	0. いいえ
	14	お茶や汁物等でむせることがありますか	1. はい	0. いいえ
	15	口の渇きが気になりますか	1. はい	0. いいえ
閉じこもり	16	週に1回以上は外出していますか	0. はい	1. いいえ
	17	昨年と比べて外出の回数が減っていますか	1. はい	0. いいえ
認知機能	18	周りの人から「いつも同じ事を聞く」などの物忘れがあると言われますか	1. はい	0. いいえ
	19	自分で電話番号を調べて、電話をかけることをしていますか	0. はい	1. いいえ
	20	今日が何月何日かわからない時がありますか	1. はい	0. いいえ
うつ傾向	21	（ここ2週間）毎日の生活に充実感がない	1. はい	0. いいえ
	22	（ここ2週間）これまで楽しんでやれていたことが楽しめなくなった	1. はい	0. いいえ
	23	（ここ2週間）以前は楽にできていたことが今はおっくうに感じられる	1. はい	0. いいえ
	24	（ここ2週間）自分が役に立つ人間だと思えない	1. はい	0. いいえ
	25	（ここ2週間）わけもなく疲れたような感じがする	1. はい	0. いいえ

（注）BMI＝体重(kg)÷身長(m)÷身長(m)が18.5未満の場合に該当とする

フレイル：8項目以上該当　プレフレイル：4〜7項目該当
特定高齢者候補：うつ以外の20項目中10項目該当　運動器関係5項目中3項目該当　口腔機能3項目のうち2項目該当

表5 NCGG-ADL

1	足の爪を自分で切れますか	はい	いいえ
2	一人で外出できますか	はい	いいえ
3	バスや電車を使って移動できますか	はい	いいえ
4	日用品の買い物ができますか	はい	いいえ
5	請求書の振込（窓口、ATM）ができますか	はい	いいえ
6	電話番号を調べることができますか	はい	いいえ
7	掃除機かけができますか	はい	いいえ
8	お金の管理ができますか	はい	いいえ
9	薬の管理ができますか	はい	いいえ
10	家の鍵の管理ができますか	はい	いいえ
11	食事を作れますか	はい	いいえ
12	電子レンジを使えますか	はい	いいえ
13	ガスコンロ（ガスレンジ）を利用できますか	はい	いいえ

総得点は最高 13 点、最低 0 点であり点数が高いほど機能が高いことを示す。
要支援の危険に関するカットオフ値は 12 点以下。
要介護の危険に関するカットオフ値は 7 点以下。

1）症例 G に必要な検査項目

　症例 G では、転倒リスクの高さを評価するために、5 回椅子立ち座りテスト[14]、ファンクショナルリーチテスト（FRT）[15] など、動的・静的なバランス能力評価も非常に重要です。

　5 回椅子立ち座りテストでは、高さ 40 cm 程度の椅子を使用して「できるだけ速く 5 回立ち座りを行ってください」と伝えて、所要時間を計測して評価します。転倒リスクを判別する代表的なカットオフ値は 12 秒もしくは 15 秒とされます。

　ファンクショナルリーチテストは支持基底面内の動的バランス能力を見るための検査です。立位で足部は動かすことなく、上肢を前方に水平挙上させ、できるだけ前方に手を伸ばしてリーチ距離を測定します。転倒リスクのカットオフ値として 25.4 cm よりもリーチ距離が短い場合には転倒リスクが 8 倍高まります[15]。カットオフ値より良い結果であっても、転倒リスクが全くないということではありませんので注意しましょう。

　症例 H では、畳の上で生活しており、社会的なつながりが少ない状況で精神・心理面の低下がみられる状態です。そのため、社会とのつながりの状況や抑うつの程度を定期的に評価することが重要となります。

　社会的なつながりを評価する検査方法には、生活空間の広さを評価する Life Space Assessment（LSA）[16] があり、10 分程度で可能です。屋内から町外までどれくらいの行動範囲で生活をしているかを検査できます（**図 3**）。

　高齢期の抑うつの程度を評価する検査方法には、老年期うつ病評価尺度（Geriatric Depression Scale 15：GDS15）[17] があります。合計点が 5 点以上でうつ傾向、10 点以上でうつ状態とされます。精神・心理的な変化を数値化する際に活用できます。

図3　Life Space Assessment（LSA）

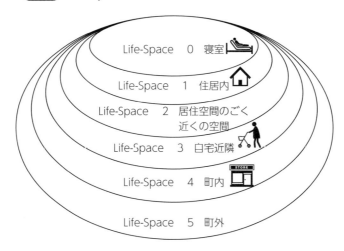

Life-Space　0　寝室
Life-Space　1　住居内
Life-Space　2　居住空間のごく近くの空間
Life-Space　3　自宅近隣
Life-Space　4　町内
Life-Space　5　町外

 ## 訪問リハにおいて、PT が大切にしていること

　訪問リハでは、長期に渡り利用者の生活に関わるため、障害に向き合うというよりも、障害を有している「人」と向き合うことが大切です。医学的に正しいかどうかという視点も大切ですが、利用者が「自分らしく暮らすため」に、利用者自身で納得した生活ができ、その周囲も含めて幸せに「その人たちらしく暮らすこと」が可能になるよう関わりをもつことが重要です。

（今岡真和）

文献

1) 厚生労働省：第 182 回（R2.8.19）社会保障審議会介護給付費分科会（資料 4　訪問リハビリテーション）．https://www.mhlw.go.jp/content/12300000/000679685.pdf（参照 2022 年 8 月 27 日）

2) 厚生労働省「介護給付費等実態統計（旧：調査）https://www.mhlw.go.jp/toukei/list/45-1.html（参照 2022 年 8 月 27 日）

3) 全国デイ・ケア協会：通所・訪問リハビリテーションの目的を踏まえた在り方に関する調査研究事業報告書（令和元年度老人保健健康増進当国庫補助金事業）．2020．https://day-care.jp/wp/wp-content/uploads/fa15e10924242c4141492d390f170c41.pdf（参照 2022 年 8 月 27 日）

4) Klotzbuecher CM, et al：Patients with prior fractures have an increased risk of future fractures：a summary of the literature and statistical synthesis. *J Bone Miner Res* **15**（4）： 721-739, 2000

5) Hata J, et al：Ten year recurrence after first ever stroke in a Japanese community：the Hisayama study. *J Neurol Neurosurg Psychiatry* **76**：（3）： 368-372, 2005

6) Burvill PW, et al：Prevalence of depression after stroke：the Perth Community Stroke Study. *Br J Psychiatry* **166**（3）：320-327, 1995

7) Lai S M, et al：Therapeutic exercise and depressive symptoms after stroke. *J Am Geriatr Soc* **54**（2）：240-247, 2006

8) Granger CV, et al：Advances in functional assessment for medical rehabilitation. *Top Geriatr Rehabil* **1**：59-74, 1986

9) Mahoney FI, et al：Functional Evaluation： The Barthel Index. *Md State Med J* **14**：61-65, 1965

10) Granger CV, et al： Stroke rehabilitation： analysis of repeated Barthel Index measures. *Arch Phys Med Rehabil*. **60**：14-17, 1979

11) Granger CV, et al： Measurement of outcomes of care for stroke patients. *Stroke* **6**：34-41, 1975

12) 荒井秀典：フレイル診療ガイド 2018 年版：ライフ・サイエンス, 日本老年医学会, 国立長寿医療研究センター, 2018, pp4-8

13) 国立長寿医療研究センター：要支援者の IADL 等に関する状態像とサービス利用内容に関する調査研究事業（平成 24 年度老人保健事業推進費等補助金　老人保健健康増進等事業）．2013 年. https://www.ncgg.go.jp/ncgg-ken-kyu/documents/roken/rojinhokoku2_24.pdf（参照 2022 年 9 月 9 日）

14) Lord SR, et al：Sit-to-stand performance depends on sensation, speed, balance, and psychological status in addition to strength in older people. *J Gerontol A Biol Sci Med Sci* **57**（8）：M539-543， 2002

15) Duncan PW, et al：Functional reach：a new clinical measure of balance. *J Gerontol* **45**（6）：M192-197, 1990

16) Baker PS, et al：Measuring life-space mobility in community-dwelling older adults. *J Am Geriatr Soc* **51**（11）：1610-1614, 2003

17) 杉下守弘, 他：高齢者用うつ尺度短縮版—日本版（Geriatric Depression Scale—Short Version—Japanese, GDS-S-J）の作成について．認知神経科学 **11**（1）：87-90， 2009

第11章 小児施設での症例への向き合い方

1 小児施設の特性

　小児リハビリテーション（以下、小児リハ）の対象は、主に脳性麻痺、運動発達遅滞、ダウン症などですが、近年は、周産期医療の発達による医療的ケア児[※1]の増加や発達性協調運動症[※2]といわれる運動の苦手な子どもが増えています。

　小児リハが行われる施設は、従来の療育センターや病院での外来リハビリテーション（以下、外来リハ）以外に、訪問看護ステーションからの訪問リハ、福祉サービスの児童発達支援事業所[※3]、放課後等デイサービス[※4]、居宅訪問型児童発達支援事業所[※5]における支援など多岐にわたります。

　筆者の勤務する病院は、チーム医療に基づいた「生活の再構築」をテーマとする全フロアが回復期リハビリテーション病棟（142床）の病院です。小児リハは、外来リハの一部で、今年で32年目を迎えた歴史ある施設です。乳幼児から18歳までの子どもを対象としており、熊本市および周辺の市町村から多くの子ども達が利用しています。

※1　人工呼吸器や胃ろう等を使用し、痰の吸引や経管栄養などの医療的ケアが日常的に必要な障害児[1]。

※2　運動に影響を与える神経学的問題がないにもかかわらず、強調された運動スキルの獲得や使用が困難であり、学校生活や遊びなどの日常生活を阻害している状態[2]。

※3　集団療育および個別療育を行う必要があると認められる主に未就学の障害児に対して（医学的診断名または障害者手帳を有することは必須要件ではなく、療育を受けなければ福祉を損なうおそれのある児童を含む）、日常生活の基本的な動作の指導、知識技能の付与、集団生活への適応訓練、その他必要な支援事業を通所にて行う。

※4　学校通学中の障害児に対して、放課後や夏休み等の長期休暇中において、生活能力向上のために必要な社会との交流の促進とその他必要な支援事業を通所にて行う。

※5　重度の障害等の状態、その他これに準ずる状態にあり、障害児通所支援を利用するために外出することが著しく困難な障害児に対し、障害児の居宅を訪問して発達支援事業を行う[3]。

❶ リハビリテーションの概要（表1）（動画11-1）

表1 小児リハ概要

概要	詳細
施設基準	脳血管疾患等リハビリテーション料（Ⅰ） （外来リハのみ）
対象	乳幼児〜18歳までの障害をもつ子ども達（脳性麻痺、ダウン症、神経発達症、二分脊椎、デュシャンヌ型筋ジストロフィー症など、さまざまな小児疾患）
スタッフ人数 （PT／OT／ST）	常勤：PT9名／OT8名／ST3名 非常勤：PT1名／ST1名 （医師：小児科医　常勤1名／非常勤2名 　　　　小児リハ医　非常勤2名） （2023年10月現在）
小児リハ室	理学療法室：3部屋 作業療法室：作業療法室1部屋、感覚統合ルーム 　　　　　　　1部屋、個室2部屋 言語聴覚療法室：個室3部屋
リハビリテーション機器等	各部屋の用途に合わせて準備 子ども用平行棒、昇降式ベッド、バルーン、感覚統合機器各種、歩行器各種、年齢に応じた玩具各種、上肢作業課題各種、コミュニケーション課題各種

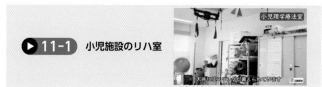

▶ 11-1　小児施設のリハ室

❷ 実習における1日のスケジュール

　当施設の外来リハは完全予約制1回40分（2単位）で実施しています。子どもによっては、連続して作業療法や言語聴覚療法を受けます。日曜、祝日以外は開院しており、午前中は乳幼児、午後2時以降と土曜日は、就園や就学している子ども達が多く利用します。

　実習生は、実習指導者が行っている診療の見学や、実習指導者の監視下で、評価や治療を体験します。子どもの外来リハでは、保護者も同席するので、実習生は保護者へ問診を行い、家庭での子どもの様子や園または学校での様子なども聴取します。診療の合間には、見学や検査を行った子どもについて実習指導者とディスカッションします。

　表2にスタッフの勤務の流れと実習生の1日のスケジュールを示します。

表2 勤務時間と実習生のスケジュール

	実習生	スタッフ
8：30	出勤、着替え	出勤、勤務準備
	フロアー朝礼、一日のスケジュール確認、実習内容フィードバック	フロアー朝礼
8：40	見学・診療参加・診療の合間に実習内容フィードバック	午前診療
12：20	片付け・掃除・消毒	片付け・掃除・消毒
12：30	休憩（昼食）	休憩（昼食）
13：20	見学・診療参加・診療の合間に実習内容フィードバック・自己学習	午後診療
17：00	片付け・掃除・消毒	片付け・掃除・消毒
17：10	デイリーノートの記録	記録
17：30	一日のフィードバック	一日のフィードバック
17：45	帰宅	記録業務・帰宅

＊午前・午後の診療時間に、実習指導者だけでなく、PT・OT・STの診療を見学することもあります。

❸ どのような症例を対象とすることが多いか

　小児リハの対象は、出生時もしくは発達段階の初期から障害を有する子ども達で、中枢疾患、骨関節疾患、筋疾患、先天性疾患など多岐にわたります。当施設では、小児科医師が常勤しており、さまざまな疾患の子どもが通院しています。その中でも、実習生が担当する機会が多いのは、脳性麻痺、ダウン症の子どもです。なお、実習生が担当することは、あらかじめ保護者の了解を得ています。

この分野の魅力

◆ 小児リハの魅力

　小児リハでは、0歳の赤ちゃんから就学前までの子どもを対象とすることが多く、赤ちゃんから成長していく姿をみることもできます。子どもの存在そのものが、小さくてかわいらしい、しぐさや行動自体がかわいらしく、見ているだけで癒されることが多々あります。

　一人ひとりの子どもの症状には個別性があり、年齢も幅広いため、実習生はライフステージに応じた支援方法を経験しながら学んでいきます。例えば、歩行獲得までの支援、生活動作への支援、地域支援（家族支援、在宅支援、就園、就学の支援など）、環境調整、補装具の導入、玩具の工夫などが学べます。リハビリテーション自体に遊びが取り入れられており、楽しい雰囲気で行われるのも魅力です。

　近年、理学療法士の活動は前述した福祉サービスにおける児童発達支援事業所等にも広がっており、地域の中で活躍する場が増えています。

以下の症例を通して、リスク管理や見学する際の視点、検査項目の選定の仕方について、どのように考えるかを学びましょう。

症例 1

脳性麻痺（痙直型両麻痺）

基本情報：4歳8カ月 男児 超低出生体重児（出生：在胎27週 910 g）
診断名：脳性麻痺（痙直型両麻痺）、脳室周囲白質軟化症※6
- 普段は、斜視、乱視を合併しているため、眼鏡を着用
- 過去に2回選択的筋解離術※7を施行（肩関節と股関節の筋）
- 現在、保育所に通園しながら、外来リハにて理学療法、作業療法を各々週1回利用し、児童発達支援事業所にも週2回通っている

理学療法評価：
遠城寺式乳幼児分析的発達検査※8（4歳8カ月時）
- 特に運動面の遅れが大きい
  （移動運動：1歳、手の運動：2歳6カ月、基本的習慣：3歳、対人関係：3歳4カ月、発語：3歳4カ月、言語理解：4歳8カ月）
粗大運動：立位、介助歩行レベル（GMSCF※9：レベルⅣ）
- 主な移動手段は、四つ這い
- 日常生活では、時々つかまり立ちで遊ぶことはあるが、ほとんどの時間を割座や四つ這いで移動して過ごす
- 立位や歩行時には、短下肢装具（以下、AFO）を装着している
上肢操作：（MACS※10：レベルⅡ）
- 軽度の運動麻痺がみられるため、代償運動が生じ円滑には行えないが、座位での日常生活動作はほとんど可能
- 食事はほぼ自立しており、夏服の着脱も可能。しかし、視覚や聴覚刺激に影響を受けやすく、動作が停滞したり集中力が途切れたりするため、声かけや誘導が必要

※6 新生児とくに早期産児の脳室周囲白質にみられる多発性軟化巣（Periventricular leukomalacia：PVL）[4]。
※7 一つひとつの筋緊張を選択的に弱め随意性、抗重力性を賦活する整形外科的治療法[5]。
※8 九州大学医学部小児科において発案された乳幼児の発達検査法。移動運動、手の運動、基本的習慣、対人関係、発語、言語理解の6項目を保護者からの聴き取りや、直接観察して判断する[6]。
※9 粗大運動能力システム（gross motor function classification system：GMFCS）。脳性麻痺の粗大運動能力障害の重症度分類[7]。
※10 手指操作能力分類システム（Manual ability classification system：MACS）。脳性麻痺の日常生活で物や道具などを操作する手指操作能力の重症度分類[8]。
※11 Pediatric Evaluation of Disability Inventory：PEDI。日常生活場面における機能的技能の発達段階とその自立度を評価[9]。

- PEDI[※11] の尺度スコアは、セルフケア領域（機能的スキル 48.2、介助者による援助 47.3）、移動領域（機能的スキル 43.3、介助者による援助 48.5）、社会的領域（機能的スキル 58.5、介助者による援助 57.3）

筋緊張・関節可動域：
- 基本低緊張だが、下肢の緊張は高く足関節は常に底屈位
- MAS[※12] は、全般的に 1+ 程度、膝関節屈筋 3、下腿三頭筋は 2
- 膝窩角は右 70°、左 60°、膝関節伸展の MTS[※13] は右 40°、左 30° でハムストリングスの緊張の高さがうかがえる（右＜左）

座位・立位バランス：
- 重心移動に対する頭部の立ち直りは良好
- 体幹の立ち直りは、左右共に腰椎部の立ち直りが不十分
- 座位姿勢でも骨盤後傾し、脊柱後弯位で保持していることが多い

感覚：
- 周囲の物までの距離感、方向性が悪く、視知覚の問題もうかがえる
- 聴覚過敏の傾向があり、周囲の雑音に気をとられて集中できない特徴がある
- 伝い歩き、歩行時には下肢の動きがわかり難く、深部感覚検査でも膝関節・足関節の動きがよくわかっていない印象あり

下肢の運動麻痺：
- 四つ這いやつかまり立ち、歩行器歩行は可能
- SCALE[※14] は左右共に 2 点で、特に足関節、足部の選択的運動が難しい

① 実習の際に知っておくべきリスク管理

小児リハでは、認知面が未発達で、自分自身の姿勢や動作に対する調整が難しい子どもも含まれます。したがって、常にさまざまなリスクを想定してリハビリテーションを行わなければなりません。以下に、小児リハで生じやすいリスクについて解説します。

1）感染症、誤飲

小児リハでは、玩具を使うことが多いですが、認知レベルが低い子どもでは、玩具を口にくわえて遊ぶことがよくあります。そのため、玩具を介した感染や、誤飲の可能性があります。リハビリテーション終了後には、その都度消毒を行い、子どもが誤飲する可能性がある玩具は用いません。そのほか、手指消毒、リハビリテーションに用いた道具の消毒も欠かせません。

※12 Modified Ashworth Scale：MAS。四肢の痙縮・筋緊張の状態を、6 段階で評価する検査。他動運動を行ったときの抵抗感で評価を行う。

※13 Modified Tardieu Scale：MTS。四肢の痙縮・筋緊張の状態を、2 つの角度を測定し、その角度差により評価する検査[10]。

※14 Selective Control Assessment of Lower Extremity：SCALE。下肢の選択的随意運動制御の能力を測る検査。患者は簡単な運動指示に従わなければならない。決められた測定方法と採点によって評価される[11]。

2) 骨折・脱臼

　子どもは成熟の過程にあり、骨形成、骨密度自体も未成熟です。また、痙縮等により、筋緊張に不均衡が生じることもあります。したがって、運動の仕方、努力性の過度な運動などによって骨折や関節の脱臼が生じる危険性があります。子どもの筋緊張の状態や身体のアライメントなどに十分注意しながら、姿勢を保持する、あるいは運動を行う必要があります。特に重症児では、骨萎縮が生じやすいので[4)]、移乗動作中に手足を周囲にぶつけないように慎重に対応します。

3) 心疾患、呼吸器疾患の子どものバイタルサインの急変

　心疾患、呼吸器疾患の子どもは、主治医に運動姿勢、運動負荷量、バイタルサインの値の目安などを事前に確認します。

実習生の失敗談から学ぼう！

◆ 転倒予防（動画 11-2）

　実習生が、介助や監視をしながら立位・歩行練習を行う際に、子どもを転倒させてしまう場面があります。特に、立位保持が不安定な時期の子どもへの介助時にその傾向があります。この時期の子どもは、立位バランス能力や下肢の支持性が十分に発達していないため、骨性の支持を得るために反張膝となったり、体幹を過度に伸展（腰背部筋の過剰収縮）させたりと、代償運動が見られます。このような子どもは、自身の立位バランス能力に自覚がなく、不意に動いて、ステップ反応が出現せずそのまま倒れます。あるいは立位時に急に力が抜けて尻もちをつき、顔や頭をぶつけます。したがって、「一人で立てているから大丈夫」と思わず、「急に倒れるかもしれない」という意識をもって、介助や監視を行う必要があります。やむをえず子どもから離れる場合は、必ず子どもの安全を確保してから離れることが大切です。

> ▶ **11-2**　小児リハでの転倒予防

② 見学のポイント（動画 11-3）

　小児リハでは、認知・言語発達レベルがさまざまで、口頭指示による理解が難しい場合が多くあります。そのため、声かけだけでなく、玩具や椅子、台などの環境調整を行ったうえで、能動的な動作を引き出しながら練習を行います。子どもの特徴に合わせてどのように声かけしているか、どのような玩具、作業課題（教材）を用いているのか、どのような環境（椅子・机・遊具・個室など）で行っているのか、そして、子どもの動作をどのように介助・誘導しているかを注意深く見学しましょう。状況によっては、実習指導者の監視下で、実習生も治療場面を

手伝う（遊び、物の誘導、姿勢介助など）ことで、子どもの様子を直接感じることができます。

　小児リハの評価では、検査測定に対して患者の主体的な参加・協力が難しいため、観察が重要な評価手段となっています。したがって、見学の際にも、子どもは何ができて、何ができないのか、どのように動作を行っているのかを、実習生なりに観察しておくことが大切です。

　また、保護者が同席している場合は、実習指導者が保護者への対応をどのように行っているか（声かけの方法、楽しい雰囲気作り、ホームプログラムの説明、心配事への受け答え方など）も見学のポイントとなります。

❸ 症例に適した検査項目の選定の仕方（動画 11-4）

　検査項目の選定は、事前にカルテ情報を確認可能であれば、まず年齢、診断名、合併症の有無などから、障害像の仮説を立てます。そして、教科書などを参考にしながら実際の問診内容、検査項目のリストを作成します。特に小児リハでは動作観察が主要な検査手段となります。観察により動作の特性や困難さの要因を分析し、仮説を立案していきます。その予測される要因に対して、客観的な検査を実施します。このような流れから、実習前の学習で動作の観察力を高めておくことがとても重要です。なお、当施設では実習生にとって難易度の高い動作の分析に関しては、実習指導者と一緒に取り組み、考え方を理解できるように促しています。検査を実施する際は、子どもへの負担と重要度を踏まえ、あらかじめ検査の優先順位や順番を考えておくと効率的に実施できるでしょう。また、特殊な検査もたくさんあるので、実習指導者と一緒に取り組み、体験し理解していくように促しています。

　症例Iは4歳8カ月で診断名が脳性麻痺であるため、全体像を把握するためにまず、遠城寺式乳幼児分析的発達検査や新版K式発達検査※15 を実施し、多職種からの情報をもとに発達段階を把握します。そして、脳性麻痺の運動能力や移動手段を確認するために、GMFCS やMACS などを実施します。同時に動作の観察・分析を行い、動作を困難にしている要因について仮説を立案します。その仮説に対して、検査測定を実施し仮説を検証します。筋緊張・関節可動域の異常に関しては、MAS、MTS、関節可動域検査などを用いて確認します。バランス障害に関しては、座位・立位バランス検査、感覚障害に関しては、理学療法士が行う感覚検査だけでは不十分な場合があり、多職種より情報収集を行い確認します。下肢の運動麻痺には、SCALE を実施します。

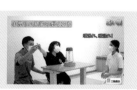

▶ 11-3　小児リハでの声かけの仕方

▶ 11-4　検査測定項目を選ぶための考え方

※ 15　発達の詳細な観察を行い、「姿勢・運動」、「認知・適応」、「言語・社会」の3領域について評価し、全般的な進みや遅れ、バランスの崩れなど発達の全体像をとらえるための検査である。近年、神経発達症の評価としてよく用いられる[12]。

実習生へのアドバイス

◆ さまざまな視点から子どもの発達を考える

　実習生は、運動機能的側面だけの視点から目標を捉えがちです。保護者の要望、子どもの発達段階、ライフステージ等を踏まえて、さまざまな情報から統合と解釈をする段階で、理学療法課題の焦点化と、それに応じた運動課題を練習します。また、小児リハは、発達全般を支援しますので、作業療法や家庭での役割を含めチーム全体で子どもの成長を考えます。その中で理学療法の役割を明確化し、各セラピストの治療が相乗的に関連し合い、発達が前進していくことを期待します。

　小児リハの実習に臨むにあたって、解剖学、生理学、運動学、人間発達学を復習し、小児リハ特有の用語、誕生から 5〜6 歳までの発達指標や代表的な評価法、治療の方法も調べておくことをおすすめします。

（浪本正晴）

文献

1) 厚生労働省社会・援護局 障害保健福祉部障害福祉課 障害児・発達障害支援室：平成 29 年度医療的ケア児等の地域支援体制構築に係る担当者合同会議　資料 1，医療的ケアがひつような障害児への支援の充実に向けて（平成 29 年 10 月 26 日）．厚生労働省ホームページ．https:// www.mhlw.go.jp/ file/ 06- Seisakujouhou- 12200000- Shakaiengokyokushougaihokenfukushibu/0000180993.pdf（参照 2023 年 10 月 8 日）
2) 岩永竜一郎：ハンディシリーズ 発達障害支援・特別教育ナビ　発達障害のある子の感覚・運動への支援．金子書房，2022，pp4-5
3) 障害者総合支援法　事業者ハンドブック　報酬編 2021 年版－報酬告示と留意事項通知，中央法規出版，2021，pp764-925
4) 穐山富太郎，他（編著）：脳性麻痺ハンドブック－療育にたずさわる人のために．医歯薬出版，2002，pp24-25，pp130-132
5) 松尾隆：脳性麻痺と整形外科．南江堂，1991．p1
6) 遠城寺宗徳：遠城寺式乳幼児分析的発達検査法 九州大学小児科改訂新装版．慶應義塾大学出版会，2009
7) 近藤和泉，他：GMFCS-E & R 粗大運動能力分類システム　拡張・改訂されたもの　日本語版 藤田保健衛生大学　藤田記念七栗研究所ホームページ．https://www.fujita-hu.ac.jp/FMIP/GMFCS_%20ER_J.pdf．（参照 2023 年 10 月 8 日）
8) 今川忠男（訳）：脳性まひ児の手指操作能力分類システム．MACS ホームページ．https://www.macs.nu/files/MACS_Japanese_2010.pdf）（参照 2023 年 10 月 8 日）
9) PEDI Research Group（著），里宇明元，他（監訳）：PEDI　リハビリテーションのための子どもの能力低下評価法．医歯薬出版，2003，pp3-16
10) 楠本泰士（編）：小児リハ評価ガイド　統合と解釈を理解するための道しるべ．メジカルビュー社，2019，pp108-110
11) 楠本泰士（編）：小児リハ評価ガイド　統合と解釈を理解するための道しるべ．メジカルビュー社，2019，pp103-107
12) 新版 K 式発達検査研究会編：新版 K 式発達検査 2020 実施手引書．京都国際社会福祉センター，2021

第12章 スポーツ分野での対象者への向き合い方

1 スポーツ分野の施設の特性

❶ 施設の概要

スポーツ分野の理学療法は、トップレベルのアスリートからスポーツ愛好者まで、障がいの有無を問わず多岐にわたります。スポーツ基本法やスポーツ基本計画などの国が進める政策により、スポーツを通じた健康増進への取り組みが推進されており、今後ますます理学療法士の活躍の場が増えることが期待されます。

筆者の勤務するハイパフォーマンススポーツセンター（High Performance Sport Center、以下 HPSC）の国立スポーツ科学センター（Japan Institute of Sports Sciences、以下 JISS）では、スポーツ医・科学支援事業やスポーツ医・科学研究事業、スポーツ診療事業等を迅速かつ効率的に実施するため、最先端の研究設備や医療機器を設置しています。また、屋内施設を中心に競技種目に応じた専用練習施設やトップレベル競技者のためのトレーニング施設等、研究と実践の場を有機的に結合した機能も有します。

JISS 内スポーツ医学・研究部では、診療室、臨床検査室、薬剤室、栄養相談室、カウンセリング室、画像検査室、アスリートリハビリテーション室のほかに、2020 年 9 月に新設されたコンディショニング[※1] に特化した総合拠点であるコンディショニングスペースなどを設置しています。

❷ スポーツ医学・研究部の特徴

[スタッフ]

スポーツ医学・研究部では、医師、歯科医師、臨床検査技師、放射線技師、薬剤師、看護師、歯科衛生士など多くのスタッフが常勤・非常勤含めて在籍しており、トップアスリートを対象として、主にメディカルチェックと外来診療を実施しています。2019 年からはコンディショニング課によるアスリートのサポートも行っています。

理学療法士は、コンディショニング課のアスリートリハビリテーションという部署に所属し、その他の資格として、日本スポーツ協会公認アスレティックトレーナー、日本パラスポーツ協

※ 1 スポーツの分野では「より高い競技能力の発揮に必要なすべての要因を望ましい状態に整えるための働きかけである」と定義されている[1]。

会公認パラスポーツトレーナーなどのトレーナー資格、日本赤十字社や日本ライフセービング協会などの BLS（Basic Life Support）資格を所有しています。理学療法士以外の職種では、柔道整復師、鍼灸師などの医療国家資格を有するスタッフも所属しています。

［理学療法士の役割］

　理学療法士は、アスリートに対して医師の処方のもと、さまざまな整形外科疾患のリハビリテーションを行います。必要に応じて、同じくコンディショニングを担うトレーニング指導員やスポーツ栄養、スポーツ心理の専門家などと連携をとりながらリハビリテーションを進めます。

［治療器具など］（動画 12-1）

　リハ室には超音波、中周波、低周波、レーザー、拡散型衝撃波などの物理療法機器があり、部分浴や交代浴ができる水治療室もあります（図 1）。エクササイズを行うエリアには、トレッドミル、自転車エルゴメーター、ステッパー等の有酸素系トレーニング機器（図 2）、ウエイトトレーニングをするためのパワーラック、スミスマシン、下肢トレーニングマシン、ダンベル、ケトルベルなどがあります（図 3）。そのほか、スリングエクササイズや、各種エクササイズ用の小物もあります。

　そのほかに、選手の動作を運動学的、力学的にチェックするための矢状面、前額面、水平面3方向のカメラによる映像フィードバックシステムやフォースプレートなどがあります。

図 1 水治療法室

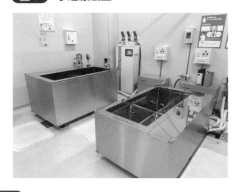

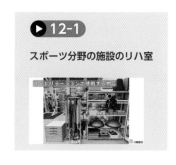

▶ 12-1

スポーツ分野の施設のリハ室

図 2 有酸素エクササイズ機器

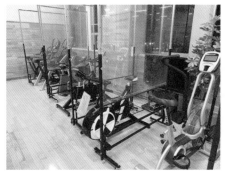

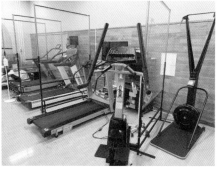

図3 ウエイトトレーニング機器

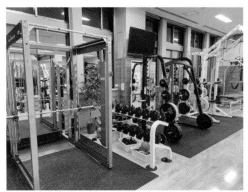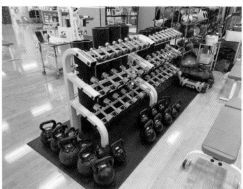

❸ 年間のスケジュール

　JISS では理学療法士を目指す学生の見学・実習等は受け入れていないため、筆者（リハビリテーションの医療専門職兼、研究員として JISS に勤務）のある 1 年間のスケジュールを**表1**に示します。

　JISS は日本のスポーツ医・科学の中核拠点です。したがって、業務内容も単にスポーツメディカルセンターを利用するアスリートのリハビリテーションやオリンピック・パラリンピックでのサポートだけでなく、ハイパフォーマンススポーツに関連する研究や、部署をまたいだミーティングなども定期的に行います。

　このように、アスレティックリハビリテーションのプロフェッショナルでありつつ、多様な業務のなかで、アスリートのスポーツ外傷・障害の予防に関する研究者としての能力も求められ、論文の執筆や学会発表も大切な業務です。また、これらの業務以外にも、競技団体からの依頼で合宿・遠征へ帯同します。あるいは大学や学術団体からの依頼で講義・講演等を行い、活動は多岐にわたります。

表1 年間のスケジュール例

	リハビリテーション 通常業務 （JISS 内）	リハビリテーション 通常業務以外 （現場でのトレーナー活動）	研究業務
1 月	通常業務	冬季パラリンピック準備	
2 月	通常業務	冬季パラリンピック準備・帯同	
3 月	通常業務	冬季パラリンピック帯同 報告書作成	
4 月	通常業務		研究 A「スポーツ外傷の予防」計画
5 月	通常業務		研究 B「パラアスリート関連」執筆・ 投稿
6 月	通常業務	国内合宿帯同	研究 A 測定①
7 月	通常業務		研究 A 分析①
8 月	通常業務	国内合宿帯同	研究 B 査読修正
9 月	通常業務		
10 月	通常業務	国内合宿帯同	
11 月	通常業務		研究 A 測定② 研究 C「パラ国際総合大会」学会発表 学術会議企画
12 月	通常業務	国内合宿帯同	研究 C 学会発表 学術会議シンポジスト

④ アスレティックリハビリテーションに必要な視点

　スポーツ分野のリハビリテーションは、受傷や術後からの期間や運動強度によって、日常生活や社会復帰までをゴールとする「メディカルリハビリテーション」と、競技復帰をゴールとする「アスレティックリハビリテーション」の 2 つにわかれます。

　アスレティックリハビリテーションを行ううえでは、プログラムの内容や量を充実させる必要があります。学生のうちは、強度の高い運動療法やエクササイズを学ぶ機会が多くありません。そのため、競技復帰直前の段階にもかかわらず、床上でのエクササイズや、単調なエクササイズ、単関節運動ばかりに終始するようなプログラムを立案しがちです。バリエーションに富むように、エクササイズの引き出しをたくさん持っておく視点が重要です。復帰前のアスレティックリハビリテーションでしっかりと負荷をかけ、課題を見つけて修正するサイクルを繰り返すことで、疲労時に患部や動作にどのような変化が起きるのかを確認でき、競技復帰への自信にもつながります。

この分野の魅力

◆ 関わった選手の活躍を通して、喜びや感動を共有できる

　スポーツ分野の業務の魅力は、リハビリテーションに関わった選手が無事に競技復帰し、活躍できたときや、納得したプレーができたときに喜びや感動を分かち合える点です。これはトップアスリートに限らず、さまざまな競技レベルのアスリートをサポートする現場においても同様です。それぞれのスポーツ外傷・障害や競技の特性、アスリート自身がもつ個性などを総合的に理解したうえで実際にアプローチし、結果として競技パフォーマンス改善がみられたときには大きな達成感があります。

実習生へのアドバイス

◆ 中途半端な覚悟では務まらない！

　アスリートにとって、無事に競技復帰できるかどうかは、人生がかかった一大事です。関わる我々には、確かな知識・経験と技術が必要で、中途半端な覚悟ではとても務まりません。

　学生が理学療法士を目指すきっかけとして、「アスリートのリハビリテーションに関わりたいから」という動機を聞くことがあります。しかし現状では、スポーツ分野を生業としている理学療法士は多くはありません。国際的に活動するトップアスリートのサポートをするためには、日本スポーツ協会公認アスレティックトレーナーや日本パラスポーツ協会公認パラスポーツトレーナーなど、トレーナー資格の保有が採用条件となっている場合もあります。また、それらの資格取得には、多くの努力に加え、時間も費用も必要です。さらに、雇用条件が不安定な場合も多く、更新なしの有期雇用や、プロスポーツチームなどでは1年単位での契約が一般的です。このように、スタッフの入れ替わりも激しい非常に不安定な分野であり、相当の情熱と覚悟が必要です。

2 ▶ パラアスリートの症例から学ぼう

　ここでは、整形外科クリニックにおけるパラアスリート（ブラインドサッカー）選手に対するリハビリテーションを例に、パラアスリートに関わるうえで大切なことを学びましょう。また、視覚障害を有する症例は、スポーツ分野に限らず理学療法の対象となる可能性があります。**症例 J** を通じてイメージを持っておくとよいでしょう。

症例 J

右前十字靱帯損傷の全盲アスリート

基本情報：20 代後半女性　身長 158.0cm　体重 54.9 kg　BMI 22.0　利き足 右

診断名：右前十字靱帯（anterior cruciate ligament：ACL）再建術後

競技：ブラインドサッカー

現病歴：ディフェンス練習中に切り返しをした際に膝が内側に入り ACL 損傷と診断される。受傷から 1 カ月後に ACL 再建術施行。術後 4 週目に退院し、翌日から当院（整形外科クリニック）に外来受診。同日よりリハビリテーション処方。術後 6 週よりスクワット、ランジ動作許可

既往歴：肩こり、腰痛症

障害・原疾患：網膜色素変性症

ゴール設定：短期：ランニング動作の獲得（術後 3 カ月）
　　　　　　　　長期：競技復帰（術後 10 カ月）

> ▶ 12-2
> 症例 J の片脚立位・スクワットの特徴

理学療法評価の概要：（術後 2 カ月経過時点）
- 膝関節 ROM：伸展 0°、屈曲 140°
- 大腿周径（右/左）：膝関節裂隙 35.0/34.5cm、膝蓋骨上 0cm 37.5/38.0cm、膝蓋骨上 5cm 37.5/38.0cm、膝蓋骨上 10cm 37.5/38.0cm、膝蓋骨上 15cm 37.5/38.0cm
- MMT（抜粋）

  股関節：屈曲 5/5、伸展 4/5、外転 4/5、内転 4/4

  膝関節：伸展 4[*1]/5、屈曲 4/5

  *1　再建靱帯へのストレスを避けるため近位抵抗にて実施
- 大腿四頭筋セッティング時の内側広筋 Volume：65%程度[*2]

  *2　発揮できる筋力の目安として、筋収縮時の筋腹の盛り上がりを比率で確認している。健側と比較し、患側の筋収縮の程度を目視、触診にて評価する。この症例では、大腿四頭筋セッティング運動を行った際の内側広筋の Volume は、同じ運動を行った健側に対して 65%程度であったという評価結果を示している。
- 立位姿勢：頸部軽度右回旋し、左胸鎖乳突筋など前頸部が過緊張。肩甲帯は相対的に左回旋、骨盤は右回旋位。矢状面では頭部前方に偏移しており胸椎の後弯が強い
- 片脚立位時間（右/左）：保持時間（右/左）：5/15 秒。右下肢での立位保持で左骨盤が下がる（トレンデレンブルグ徴候陽性）（動画 12-2）
- スクワット動作：knee in & toe out 傾向（右 > 左）。片脚スクワットではより著明（動画 12-2）

第12章 ▼ スポーツ分野での対象者への向き合い方

161

❶ 知っておくべきリスク管理

1）ACL 損傷に対するリスク管理

　ACL 再建術後においては、患部に対するリハビリテーションに加えて、再発予防、つまり再損傷や反対側での受傷を起こさせないためのアスレティックリハビリテーションを行います。

2）全盲アスリート特有のリスク管理 （動画 12-3）

　全盲のアスリートの場合、リハ室の移動はガイドヘルプが基本です。ガイドヘルプは介添え歩行、誘導歩行などともいわれます[2]。基本的な方法は、理学療法士が対象者の斜め前方に立ち、理学療法士の肘または肩をアスリートが把持して歩く方法です。手や白杖を急に引っ張ったりすると患部に対しても急激な外乱刺激となり大変危険ですので注意しましょう。

　リハビリテーションを実施する際には、段差や障害物など導線の安全確認が重要です。リハ室内の整理整頓を心がけるとともに、日常生活や通院時の公共交通機関の利用など、十分な情報収集を行い、想定されるリスクに対して対策することが大切です。このようなサポートが、患部の回復を阻害するアクシデントを未然に防ぎます。

　症例 J のように視覚障害をもつアスリートの場合、治療用ベッドに上がるために靴を脱いだ場所や、荷物・上着を置いた場所などを正確に記憶していることが多いです。止むを得ない理由でこれらを移動させるときには、必ず本人の許可を得てから移動させましょう。

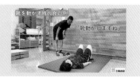
▶ 12-3　ガイドヘルプ・導線の安全確認・荷物の移動

❷ 視覚障害を有するアスリートとのかかわり方

1）来室時

　特に全盲の場合、こちらから声をかけなければ、人がいる認識がない場合があります。さらには視覚からの情報が制限されているぶん、周囲の状況や相手の視線などが気になってしまうことも少なくありません。対象者が来室したら、まずは「A さん、こんにちは。理学療法士の B です」というように自分の名前を名乗って挨拶をしましょう（**動画 12-4**）。挨拶が済んだら、治療用ベッドや運動療法を行うスペースやトレーニング機器の場所までガイドヘルプで移動します（**動画 12-3**）。

2）リハビリテーション時

　来室時だけでなく、リハビリテーション時においても適度な距離感が大切です（**図 4**）。距離は近すぎても不快に感じられる場合があります。相手に見えていないと思ってよそを向く、あ

るいは他のことをしながら会話をすると、声（音）の広がりや衣擦れ一つで気づかれてしまい不快にさせるので注意しましょう（動画 12-5）。

　患部の触診や、他動運動やスペシャルテストのために触る際には、必ず「膝を触りますね」とか「手術した膝を曲げていきますね」といった声かけが大切です。相手は急に触られたことに驚き、あるいは不快に感じます。場合によってはとっさに力が入ってしまい痛みを助長することがあるので注意します（動画 12-6）。さらに、患部の状態を説明する際には、視覚的な提示はできません。言語のみの提示も正確には伝わらないことが多いため、模型を用いるなどの工夫が必要です（動画 12-7）。

図4 **全盲アスリートとのかかわり方（距離感の配慮）**

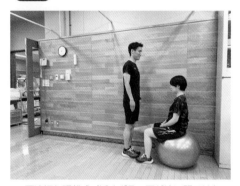

a　不適切な距離感（近すぎる。耳が遠い訳ではないので不自然に近づく必要はありません）

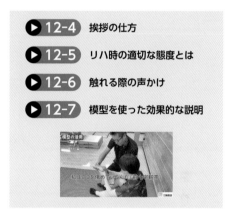

- ▶ **12-4**　挨拶の仕方
- ▶ **12-5**　リハ時の適切な態度とは
- ▶ **12-6**　触れる際の声かけ
- ▶ **12-7**　模型を使った効果的な説明

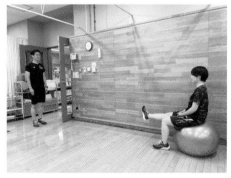

b　不適切な距離感（遠すぎる）

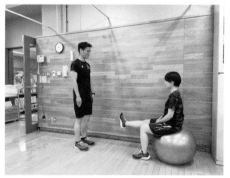

c　適度な距離感

❸ 症例に適した検査項目の選定の仕方

　ACL 再建術後 2 カ月が経過し、ランニング動作の獲得を目指すうえでは、患部の炎症所見、関節可動域、筋力（等速性筋力、片脚立ち上がりテスト等）、動作（歩行、スクワット、ランジ等）などの一般的な検査項目に加え、個人因子としての障害や原疾患について、詳しく理解します。特に視覚障害の場合、これらの把握が重要です。先天性か後天性か、進行性か非進行性

かを知ることで、動作やエクササイズの指導内容が変化し、障害の経過を知ることで、現状の姿勢や動作のメカニズムを理解できます（**図5**）。カルテ情報以外に更なる情報が必要な場合には、**問診**で詳しく聴取することが大切です。ただし、問診の注意点として、過去の出来事を思い出すだけで精神的苦痛を伴うことがありますので、聴取する必要性を十分に説明し、同意を得て行うようにしましょう。

図5 障害や原疾患がパラアスリートの姿勢や動作に及ぼす影響の例

■問診：視覚障害の経過を聴取

（例）現在は全盲だが、以前は左眼の視力・視野は残存していたことがわかった。

■検査項目　（例）立位姿勢観察
- ・頸部右回旋
- ・頭部は前方に偏位
- ・胸椎の後弯が強い
- ・肩甲帯は左回旋位
- ・骨盤帯は右回旋位

この背景には、視覚障害が進行する過程で、左側の視力・視野を最大限活用して生活していたために、代償的に頸部を右回旋させて視野を補っていたことが推察できる。

繰り返しの代償的な姿勢の影響で、骨盤帯が右回旋位へ

■検査項目
（例）スクワット動作

knee-in Toe-out

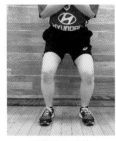
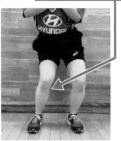

理想的な姿勢　　　症例の姿勢

右股関節の内旋が助長され、結果的にスクワット動作時にknee in & toe outの不良アライメントを取りやすくなったと考えられる。

障害や原疾患の経過の詳細を理解しておくと、
- ・現状の姿勢や動作のメカニズムを理解することにつながる。
- ・動作やエクササイズの指導内容にも関与する。

実習生へのメッセージ～筆者が大切にしていること～

◆ 競技に対する知識や興味をもって接すること！

　スポーツ分野の理学療法に関わるうえで、競技特性を理解しておくことはとても重要です。少なくとも、ルールや実際の競技の動画をもとに、競技動作を理解しておく必要があります。このような知識、関心を担当理学療法士と共有できると、アスリートにとっては安心感につながり、両者の信頼関係を構築するうえで大切なポイントになります。

　例えば、視覚障害のスポーツは、全盲のB1から弱視のB3までの3つのクラスに分類されるのが一般的ですが、ブラインドサッカーでは、ゴールキーパーを除き、B1（視力0.0025未満）の最も重度の全盲クラスだけが出場できます。このように、知識があれば競技名だけで視覚障害の程度を知ることもできます。

◆ 個別性を理解する

　同じ障害でも必ずしも同じ特性が当てはまるとは限りません。例えば、視覚障害のクラスが1つ違えば、選手との関わり方も異なります。それは障害のない方における個性と同様です。「この障害だからこういうところに配慮が必要かもしれない」と推測することは重要ですが、実際には本人に聞きながら臨機応変に対応することが大切です。

◆ 生活面を含めて、アスリートを丸ごと支える

　パラスポーツでは、アスリートのパフォーマンスに生活面が大きな影響を及ぼします。国際大会など遠征帯同のいくつかの場面を例にしてみましょう（**図6**）。

　まず空港に集合したら、車いす等、競技用具の梱包に不備がないか確認するとともに、障害のために常時服用している薬などの忘れ物がないか確認が必要です。チェックインを済ませたあとも健常アスリートであれば「あとは所定の時間に搭乗ゲートで」となりますが、パラアスリートでは手荷物検査や、搭乗ゲートまでの移動時にトラブルが発生しやすく、過剰な配慮は不要ですが困っている時にはサポートを行います。

　長時間の航空機での移動中も、障害者ならではの特性によるリスクがあり、サポートが必要です。機内でトイレを利用する際には、機内移動用の車いすの準備や介助などを行います。他者に頼ることを避けて水分摂取を控えてしまうアスリートもいるので、遠慮なく言える雰囲気づくりも重要です。トイレ移乗等に介助が必要なアスリートに関しては、帯同看護師や帯同介助者とも連携をとりながら必要に応じてサポートをします。

　このように、長期間の遠征の場合、試合やトレーニング以外の生活面においても困難なことがあります。それらが原因となり、疲労困憊したり、ミーティングなどのチームスケジュールがこなせなかったりと、コンディショニングの崩れにつながる場合があるため、理学療法士としてのチェックやサポートが重要です。

図6 生活面を含めて、アスリートを丸ごと支える一例

> **空港**
>
> 〈確認事項〉
> ・ 車いす等、競技用具の梱包に不備がないか
> ・ 常時服用している薬などの忘れ物がないか
> 〈注意点〉
> 車いすや義足等が手荷物検査でスムーズに通過できない場合や、搭乗ゲートまで長距離の移動が必要な場合もあるため、時間に余裕を持って行動する。
>
> **長時間の航空機内（移動中）**
>
> 感覚障害を伴う脊髄損傷等のアスリートの場合は、長時間の座位保持による褥瘡発生のリスクがある！
> ⇒クッションの活用や定期的な除圧などサポートが必要！
>
> トイレ利用には機内移動用の車いすの準備や介助などが必要。
> 他者への依頼を遠慮して、水分摂取を控えてしまうアスリートもいるので、遠慮なく言える雰囲気づくりも重要！
>
>
>
> 試合やトレーニング以外にも、生活面においてさまざまな困難があり、それらが、コンディショニングを崩す原因になることも……
> PTは、生活面を含めたサポートが必要！

 実習生へのアドバイス

◆ この分野を目指す学生さんへ

　トップアスリートを支える分野では、「理学療法士としての専門性を活かせることがあれば、なんでも取り組む！」というスタンスが重要です。理学療法士としての総合力が問われるということです。

　将来スポーツの領域で働きたいと考えている学生の中には、整形外科疾患や運動器系理学療法ばかりを熱心に学習するあまり、それ以外の中枢神経障害や内部障害などの学習をおろそかにしてしまう人を見受けます。私自身を振り返っても、学生時代はそのような考えの一人だったと思います。しかしながら、健常スポーツの現場はもちろん、パラスポーツにおいてはさらに、原疾患や障害についての知識、車いすや補装具、福祉用具の知識、生活面を含めたトータル的なサポートが非常に重要です。現場で選手やスタッフから「理学療法士だからそれくらいできる（わかる）でしょう？」、などと言われないように、幅広い分野をしっかり学習することが、将来に必ず活きると思います。

（笹代純平）

文献

1) 鹿倉二郎：アスレティックトレーナーの業務：公認アスレティックトレーナー専門科目テキスト1　アスレティックトレーナーの役割．日本スポーツ協会，2007，pp35-37
2) 工藤滋，他：第8章　視覚障害者への支援．宮本俊和，他（編）：視覚障害者のためのスポーツ指導．筑波大学出版会，2021，pp43-47

第13章　介護予防分野での対象者への向き合い方

1 ▶ 介護予防分野の特性

介護予防とは、「要介護状態の発生をできる限り防ぐ（遅らせる）こと、そして要介護状態にあってもその悪化をできる限り防ぐこと、さらには軽減を目指すこと」と定義されています[1]。

現状では、介護予防分野に携わる理学療法士は、医療・介護に従事する理学療法士に比べると少数ですが、超高齢社会における介護予防のニーズの高まりとともに着実に増えています。このような社会の変化から、今後は、臨床実習や養成校の課外学習などでも介護予防の現場を経験する機会が増えることが予想されます。したがって、本章では、介護予防分野における理学療法士の役割や支援方法を中心に、臨床実習の着目すべき点について学びましょう。

❶ 介護予防分野の対象

介護予防分野における対象や目的は、従来の医療・介護分野とは大きく異なります。その特徴を**表1**に示します。

表1　介護予防分野と医療・介護分野の違い

	介護予防分野	医療・介護分野
対象	自立した日常生活を送っている者が多い	・何らかの疾病により、機能や能力が低下した者 ・障害を抱えたことで生活が困難になった者
リハビリテーションの目的	未然に疾病や障害を防ぐこと、機能や能力の低下を防ぐこと	疾病や障害に対して運動機能を維持・改善すること
対象者との関わり	多くの対象者に対して、理学療法士が1名で関わる	対象者と理学療法士が1対1で関わる

❷ 介護予防を担う「通いの場」と理学療法士の関わり

1)「通いの場」とは

　介護予防の場面で、理学療法士が最も関わるのは**「通いの場」**です。「通いの場」とは、厚生労働省が提唱している一般介護予防事業の一環で、「高齢者をはじめ地域住民が、他者とのつながりの中で主体的に取り組む、介護予防やフレイル予防に資する月1回以上の多様な活動の場・機会」を指します[2]。「通いの場」での活動は、運動をはじめ、文化系、農作業系、社会貢献や就労に関すること、イベントなど多岐にわたります（**図1**）。それぞれの「通いの場」によって実施されている内容は異なり、介護予防の運動後に茶話会が開催される、あるいは、地域の会合を終えてから介護予防の運動があるなど、スケジュールもさまざまです。このような「通いの場」において、理学療法士は主に「運動系の活動」に寄与します（**図1**）。

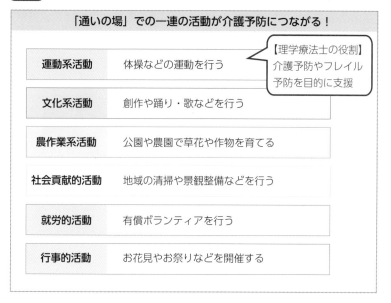

図1　「通いの場」の活動内容

「通いの場」での一連の活動が介護予防につながる！

運動系活動	体操などの運動を行う
文化系活動	創作や踊り・歌などを行う
農作業系活動	公園や農園で草花や作物を育てる
社会貢献的活動	地域の清掃や景観整備などを行う
就労的活動	有償ボランティアを行う
行事的活動	お花見やお祭りなどを開催する

【理学療法士の役割】
介護予防やフレイル
予防を目的に支援

2)「通いの場」の運営

　「通いの場」の運営は、町内会などの地域コミュニティや老人会・趣味の会など有志の集まりで成立しているもの、地方自治体や社会福祉協議会、民間企業が携わっているもの、保健・医療・介護施設や大学が携わっているものなど、さまざまです。地域コミュニティが呼びかけて発足する「通いの場」は、住民同士のつながりがすでに構築されているため、比較的運営がスムーズに運ぶ傾向があります。一方で、地方自治体の担当課や地域包括支援センター[※1]が主体となるケースでは、参加者同士の関係性が希薄なため、チームリーダーの育成や参加者同士の

関係性構築をサポートすることが大切です。

3)「通いの場」での理学療法士の役割 （動画 13-1）

まず、理学療法士が「通いの場」に関与する経緯には、おおむね 2 つのケースがあります。地方自治体が都道府県の理学療法士協会に要請をし、それを経由して個人が派遣されるケースと、地方自治体が直接、医療・介護施設に要請をし、所属する職員が派遣されるケースです。

派遣された理学療法士の役割は、地域社会の中で生活を営む高齢者が、日常生活動作や家事、健康管理から社会活動まで、さまざまな面で自立した暮らしを継続できるように身体的側面から支援をすることです。その内容は、それぞれの「通いの場」によっても異なりますが、後述する体力測定や運動指導などが中心です。各集団の特性を理解し、その場に応じたオリジナルな支援が求められます。また、地域包括支援センターをはじめ「通いの場」に携わる他の専門職や地域住民など、さまざまな立場の人とのコミュニケーションや協調性が求められます。

大切なのは、介護予防として健康維持・増進を実践するのは、あくまでも地域で暮らす当事者であり、理学療法士はそれをサポートする存在であることです。参加者自身が介護予防について考え実践できるよう見守り、あるいは教育的なサポートをすることが重要です。くれぐれも、理学療法士が介護予防の主導権を握らないよう留意しましょう。

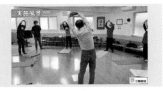

▶ 13-1　通いの場での体操風景

※1　市町村が主体となり、保健師、社会福祉士などを配置して、介護・医療・保険・福祉の側面から地域で暮らす高齢者の生活をサポートする施設。

2 ▶ 理学療法の支援内容

❶ 「通いの場」における理学療法士の支援内容

　理学療法士が関わる「運動系の活動」は、各々の「通いの場」に応じた開催場所・頻度・時間で実施されます。主に体力測定、体操を中心とした運動、健康講話を行います。開催頻度は週1回か、2週間に1回、開催時間は1〜2時間が一般的です。運動系の活動だけであれば、30分〜1時間程度です。運動が習慣になるよう、曜日を固定して開催する場合が多いです。

1）体力測定 （動画 13-2）

　主に筋力、バランス能力、移動能力などの体力測定を定期的に実施します。その目的は、経時的な体力変化の把握や、同年代の基準値との比較による客観的な位置づけの把握、転倒リスクの確認などに活用することです。参加者が運動や体力測定を継続していることをねぎらい、今後の活動への意欲を高めるようサポートすることも大切です。

［筋力］

　最も簡便な項目は、**握力測定**です。握力は下肢筋力をはじめとする多くの部位の筋力と相関があり[3]、全身筋力の指標になります。年代別の標準値[4] との比較も可能で、握力の低下は身体的フレイル[※2] やサルコペニア[※3] にも関連します[5,6]。**30秒椅子立ち上がりテスト**[7] や **5回椅子立ち座りテスト**[8]、**徒手筋力計を用いた膝関節伸展筋力の測定**[9] も用いられます （**図2**）。

［バランス能力］

　バランス能力の測定には、**開眼片脚立位時間**、**ファンクショナルリーチテスト（Functional Reach test：FRT）** などが用いられます （**図2**）。

［移動能力］

　移動能力を反映する指標には、**Timed Up and Go test（TUG）**[10]、**10m 歩行時間**[11] があります。TUG は、起立・移動・方向転換を含む動的バランス能力の指標でもあります。10m 歩行時間は簡便でわかりやすく、転倒リスクなどの指標としても用いられます。10m のスペース確保が困難な場合は、TUG を用いるとよいでしょう。

　ロコモティブシンドローム[※4]（ロコモ）の検査として、**ロコモ度テスト（立ち上がりテスト、2ステップテスト、ロコモ25（質問紙）** もよく用いられます。

※2　フレイルとは、健康な状態と要介護状態の中間に位置し、身体的機能や認知機能の低下が見られる状態。フレイルは身体的フレイル、心理・精神的フレイル、社会的フレイルの3種類があり、身体的フレイルとは筋力低下など身体的機能が低下した状態をさす。

※3　サルコペニアとは、加齢による骨格筋量の減少のことであり、高齢者の身体機能を低下させる状態をさす。

※4　通称「ロコモ」とも呼ばれ、運動器（骨・関節・靭帯・筋肉）の障害のために移動能力の低下をきたした状態を指す。

図2 体力測定の内容

筋力	・握力測定 ・30秒椅子立ち上がりテスト ・5回椅子立ち座りテスト ・徒手筋力計による膝関節伸展筋力
バランス能力	・開眼片脚立位時間 ・FRT
移動能力	・TUG ・10m歩行時間
ロコモ度テスト	・立ち上がりテスト ・2ステップテスト ・ロコモ25（質問紙）

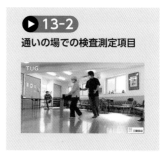

▶ 13-2
通いの場での検査測定項目

2）体操を中心とした運動（2種類の具体的なアプローチ方法）（動画13-3）

　運動を行ううえでは、**集団への対応**と**個別への対応**の両観点を持ちます。以下にその詳細を説明します（**表2**）。

［集団への対応（ポピュレーションアプローチ）］

　ポピュレーションアプローチとは、集団に対して罹患リスクを下げ、集団全体をリスクの少ない方向に導く方法です[12]。**表2**に示したような欠点もあるため、体力測定や基本チェックリスト[※5]（p.142参照）の結果を有効活用して、参加者全体に適した運動メニューや負荷を考慮します。運動中の様子を確認して、適宜、メニューや負荷も変更します。

　実践では、筋力・持久力・柔軟性といった身体機能や、注意力などの認知機能を向上させるプログラムを軸に、バランス能力・移動能力が向上するよう集団全体に働きかけます。

　プログラムの難易度や負荷量は「通いの場」のリーダーや参加者全体、あるいは担当スタッフと相談して決定するとよいでしょう。

［個別への対応（ハイリスクアプローチ）］

　ハイリスクアプローチとは、罹患の可能性がある者を選別して、個別にリスクを取り除くよう働きかける方法です[12]。定期的な体力測定や基本チェックリストの結果も分析します。また、運動時の動作を観察し、あらかじめリスクが疑われる参加者をチェックします。何らかのリスクを抱えている参加者には、個別に運動の難易度を下げたり、休憩の配慮をしたりといった対応をします。

　一方で、ハイリスク者ではありませんが、身体機能が高くて、集団での運動内容を物足りな

※5　高齢者の加齢や生活の状況による心身の衰えなどのリスクを早期に発見して、介護予防や健康作りに活かすための様式。全25項目の質問からなり、「バスや電車で、一人で外出していますか」など日常生活の状況などを確認する。

く感じている参加者も、個別対応が必要なケースとなります。この場合は、運動の難易度を上げる、負荷を増やす、別途、追加の運動を提案するなどの対応をします。

表2 ポピュレーションアプローチとハイリスクアプローチの特徴

アプローチ方法	特徴および利点	欠点
ポピュレーションアプローチ（集団への対応）	**特徴** 集団に対して罹患リスクを下げ、集団全体をリスクの少ない方向に導く方法 **利点** ・集団全体に効果が及ぶ	・個人への効果が低い ・身体機能の高い参加者に合わせると、身体機能の低い参加者には怪我や転倒のリスクが高まる ・身体機能の低い参加者に合わせると、身体機能の高い参加者は物足りない ・身体機能レベルの偏った内容は、参加者の意欲が低下する原因になる ・漫然と実施した場合、費用対効果が低い
ハイリスクアプローチ（個別への対応）	**特徴** 罹患しやすい者を選別して、個別にリスクを取り除くよう働きかける方法 **利点** ・個人への効果が高い ・対象も方法も明確である ・対象を絞ることができる	・集団に実施することが難しく、個別対応となるため、手間が生じる ・どの程度ハイリスクなのかを見定めるための手間が生じてしまう

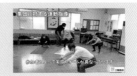

▶ 13-3　通いの場での運動指導の仕方

3) 健康講話・質問への返答

　参加者の意欲向上を目的に、エビデンスのある健康講話や、生活環境および補助具（移動補助具やサポーターなど）の話も提供します。また、健康に関する質問にも答えます。最近では「認知機能」や「口腔機能」の質問が増えています。介護予防には、運動機能だけでなく、認知機能や口腔機能なども密接に関連するため、あらゆる方面から日常生活に活用できるような助言を行います。このようなサポートは、参加者の安心感や信頼関係の構築にもつながるため、とても大切です。

❷ 運動時に知っておくべきリスク管理

1）事前に確認すること：主観的な健康状態、睡眠状況、服薬状況、疼痛、直近の転倒歴

「通いの場」の参加者には、さまざまな持病を抱えた高齢者もいます。集団で運動をする場合、一人ひとりに厳密なリスク管理を行うことは難しく、参加者自身で体調管理を行うのが基本です。そのため、全体への挨拶などの僅かな時間を活用して、当日あるいは最近の体調を確認します。この事前確認ができると、運動方法や負荷量などを調整しやすくなり、安全性が高まります。

血圧の変動は、自覚症状がない場合が多いです。また、急激な体重減少は、身体的フレイルの一因になります[5]。体調の変化に早く気づくためにも可能な限り運動前には、バイタルサイン（血圧・脈拍・体温など）や体重を測定し、継続的に記録することをおすすめします。（**動画 13-4**）

2）運動中に確認すること：参加者の表情、身体の動きの観察、体調変化や疲労感の確認

集団での運動は、他者を気遣うあまり、体調変化を自己申告しづらいことがあります。したがって、無理のない範囲で運動を行い、自身で運動量を調整し、適宜休憩を取るよう事前に説明することが重要です。運動によって誘発される不整脈もあるので、休憩中に自ら**脈拍**を取るように指導するのもよいでしょう。

3）特に運動中に注意すべきこと：転倒への配慮！

集団で運動する際は、つい自身のバランス能力以上の運動をしてしまうことがあります。隣の人と接触しないように十分な運動スペースを確保し、障害物のある付近での運動は避けましょう。転倒の危険性が高いと思われる参加者には、あらかじめ椅子の背もたれやテーブルを支持するよう促すなど、備えが必要です。運動時には目を離さないことも大切です。

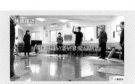

▶ **13-4** 通いの場でのリスク管理

❸ 見学のポイント

　見学開始時は、大きな声でハキハキと挨拶をしましょう。**自己紹介**は、情報量が多いと相手の記憶に残りにくいので、名前・所属・出身など、簡潔な情報のみを伝えるとよいでしょう。また、名前は口頭で伝えただけでは覚えにくいので、**名札**を身に着けておきましょう。

　見学中は、実習指導者の説明の仕方や、行動の仕方などをよく観察しましょう。「**わかりやすい説明**」「**運動指導のポイント**」「**リスク管理**」など、実習指導者から学ぶことは多いはずです。

　また、参加者の運動の様子や姿勢を観察するだけでなく、実習指導者の説明通りに運動が行えているかを確認し、その運動の目的を果たしているかを考えましょう。参加者はさまざまな特性を持ち合わせていますので、参加者に適した運動方法で実施できているかを検討するとよいでしょう。

　参加者に対して実習指導者がどのように意欲を引き出しているのかといった動機付けの方法や、関係性構築の仕方なども観察すると、さまざまな気づきが得られるでしょう。

❹ この分野の将来性

　介護予防の推進は国策であり、本邦が抱えるさまざまなニーズとの関わりがあります。例えば、要支援や要介護を引き起こす脳血管疾患や循環器疾患の予防には、その背景にあるメタボリック・シンドロームも予防する必要があります。転倒や骨折および虚弱化を予防するためには、骨粗鬆症やロコモティブシンドローム、廃用症候群を予防する必要があります。このように、介護予防の分野は、重大な疾患につながる前段階を未然に防ぐことに意義があります。つまり、今後一層、高齢化が進むなかで、この分野への期待は非常に大きく、理学療法士が新たに社会へ貢献できる可能性を秘めた分野といえます。

 実習生へのメッセージ〜筆者が大切にしていること〜

◆ 常に意識しているのは、参加者の主体性と関係性

　「通いの場」がしっかりと参加者によって主体的に運営されているか、参加者同士の結びつきは良好かを常に確認しています。特に、開始前や休憩時間、終了後の様子をよく観察するようにしています。参加者同士で何気ない日常会話を繰り広げ、時には体の不調や日々の生活での本音を漏らせるような「通いの場」は、支え合いの場としてうまく機能していると感じます。体調や身体機能が良くても悪くても、気兼ねなく参加し続けるためには、何気ないコミュニケーションがとても大切です。

◆ 活発な「通いの場」を構築するために大切なのは、参加者の意欲を高めること！

「参加者の運動意欲をどのように高めるか」という思考を大切にしています。参加者が継続して通えるようモチベーションを保つ手段の一つに、定期的な体力測定とフィードバックがあります。経時的な変化や同年代の平均値、目標値などを視覚的に提示し、介護予防の目的や効果を実感してもらうことが重要です。また、「しっかりと個人をみている」という姿勢で接することが参加者のモチベーションの維持、向上のために大切です。

 ## この分野の魅力

◆ 本邦の課題である「介護予防・健康寿命の延伸」に直接寄与できること！

魅力の一つは、超高齢社会の中、元気で健やかに暮らせる期間を可能な限り伸ばすといった「健康寿命の延伸」に寄与できることです。これは国策の一つであり、その一端を担って、多くの国民の要請に直接応えられることにやりがいを感じています。

また、「通いの場」では、参加者の健康状態もさまざまです。したがって、支援する理学療法士には、運動器系、神経系、内部障害系、生活環境支援系など幅広い知識・技術が求められます。しっかり責任を果たさなければ！　と奮い立つ思いです。

◆ 自分自身が必要とされていることを実感できる！

「通いの場」では同じ地域で暮らす仲間同士で、老いにあらがいつつも老いを認め、お互いが支え合っています。理学療法士の立場から継続的に支援する中で参加者と顔なじみになり、頼りにされることで、他の誰でもない「自分自身が必要とされている喜び」を感じることができます。

（新岡大和）

文献

1) 介護予防マニュアル改訂委員会：第 1 章　介護予防について. 厚生労働省：介護予防マニュアル（版訂版：平成 24 年 3 月）https://www.mhlw.go.jp/topics/2009/05/dl/tp0501-1_01.pdf（参照 2022 年 11 月 15 日）

2) 植田拓也, 他：介護予防に資する「通いの場」の概念・類型および類型の活用方法の提案. 日本公衆衛生雑誌 **69**（7）：497-504, 2022

3) 村田　伸, 他：地域在住女性高齢者の開眼片足立ち保持時間と身体機能との関連. 理学療法科学 **23**（1）：79-83, 2008

4) スポーツ庁：令和 3 年度　体力・運動能力調査報告書：統計数値表. 2022. https://www.mext.go.jp/sports/content/20221011-spt_kensport01-000025410_6.pdf（参照 2022 年 11 月 15 日）

5) Fried LP, et al：Frailty in older adults：evidence for a phenotype. *J Gerontol A Biol Sci Med Sci* **56**（3）：146-156, 2001

6) Chen LK, et al：Asian Working Group for Sarcopenia： 2019 Consensus Update on Sarcopenia Diagnosis and Treatment. *J Am Med Dir Assoc* **21**（3）：300-307, 2020

7) 中谷敏昭, 他：日本人高齢者の下肢筋力を簡便に評価する 30 秒椅子立ち上がりテストの妥当性. 体育学研究 **47**（5）：451-461, 2007

8) 牧迫飛雄馬, 他：虚弱高齢者における身体運動機能評価を目的とした 5 回椅子立ち座りテストの改良とその信頼性の検証. スポーツ科学研究 **5**：71-78, 2008

9) Stark T, et al：Hand-held dynamometry correlation with the gold standard isokinetic dynamometry：a systematic review. *PM R* **3**（5）：472-479, 2011

10) Podsiadlo D, et al：The timed "Up & Go"： a test of basic functional mobility for frail elderly persons. *J Am Geriatr Soc* **39**（2）：142-148, 1991

11) 衣笠　隆, 他：男性（18〜83 歳）を対象にした運動能力の加齢変化の研究. 体力科学 **43**, 343-351, 1994

12) Rose G：Sick individuals and sick populations. *Int J Epidemiol* **14**：32-38, 1985

第13章　▼　介護予防分野での対象者への向き合い方

索　引

※ 追加情報がある場合は弊社ウェブサイト内「正誤表／補足情報」のページに掲載いたします.
https://www.miwapubl.com/user_data/supplement.php

動画でイメージ！

理学療法はじめての臨床実習

発　　行	2024 年 3 月 25 日　第 1 版第 1 刷 ©
監　　修	上杉雅之
編　　集	木下めぐみ，篠原　博
発 行 者	青山　智
発 行 所	株式会社 三輪書店
	〒 113-0033　東京都文京区本郷 6-17-9　本郷綱ビル
	TEL 03-3816-7796　FAX 03-3816-7756
	https://www.miwapubl.com
制作協力	中島卓也
装　　丁	中島文彦
印 刷 所	株式会社 新協